牽手就不放手

我們一起穿越憂鬱流沙

王素梅、陳良基——著　　鄭郁萌——採訪

推薦序

伊是咱的寶貝

《Openbook閱讀誌》理事長、前時報出版公司總經理 **莫昭平**

●這是一個世紀愛情故事——貴為部長和大學教授，可以為照顧病妻而毅然辭職和退休。

●這是一個奇蹟的故事——身陷一萬一千公尺深的馬里亞納海溝，可以浮出水面，重見天日。

●這是一個耐心的故事——一場看不見盡頭、無止境一般的馬拉松，可以堅持不懈跑到終點。

●這是一個不離不棄的故事——「如果妳一直好不起來也沒關係，我會永遠陪著妳。」

●這是一個信心的故事——憂鬱症不是絕症，理解＋陪伴＋醫療，一定會痊癒！

●這是一個助人的故事——把痛苦的經歷寫下來，幫助其他人不要陷入同樣的苦難！

●這是實用的憂鬱症照護指南——訂定長期抗戰計劃，也隨時調整修正。

這本書，從書名《牽手就不放手：我們一起穿越憂鬱流沙》開始，從頭到尾的每一頁，我幾乎是在淚眼模糊中讀完，每一行、每一字，都那麼令人動容。最後幾頁，我還刻意放慢速度，不捨得讀完這麼美的ending……。

不禁回憶起二〇二二年七月二十日的晚間七點半，松菸誠品表演廳即將舉行一場非常特別的音樂會，空氣裡瀰漫著喜悅和期待，大廳人聲鼎沸，人人爭著和素梅、良基伉儷合影。

非常令人震撼的一場音樂會，表面上是「陳良基教授榮退感恩音樂會」，實際上，我感覺更是良基教授為素梅辦的「王素梅病癒復出音樂會」。

這是我第一次聽素梅唱歌，以前只知道她愛唱歌，參加了好幾個合唱團。獨唱表演時，我看到素梅站在台上，沒有一絲緊張，完全大將之風。她的音色這樣純淨，歌聲這樣優美，表情這樣愉悅，眼眸顧盼靈動，全身閃閃發光，根本是渾然天成的大明星、專業女中音！

我們驚艷驚喜驚叫連連。我們邊流淚、邊哽咽、邊嘴巴張得好大，鼓掌鼓到手都痛了！當這對夫妻合唱最富深意的〈伊是咱的寶貝〉的時候，全場更是哭成一片淚海。

素梅是浴火重生的鳳凰!!!我們看到她比生病以前更快樂、更自信、更自在，衷心為這對夫妻歡欣鼓舞，心中獻上100萬分的祝福。

幾年前，良基教授因在台大EMBA開課，因緣際會加入台大EMBA第一大社團——門外社（Outdoors Club），從此經常和大伙兒一起團練跑步，還自取「機長」為「花名」，素梅也常相偕前來。其後，機長更陸續完成指標性的橫渡戈壁和人生初馬。同為社員的我也開始認識這位毫無架子的台大電機系教授、副校長、教育部次長和科技部長。師母素梅更是樸實親切，總是笑臉迎人。

兩年前，無意間看到素梅的臉書上出現「我憂鬱」的系列臉文，我又驚訝又心疼，又高興素梅終於康復。

然後我陸續看到媒體的訪問和報導，每一篇都這麼撼動人心又激勵人心。

我的職業病立時發作，立馬跟機長邀約書稿，素梅和機長也很快地首肯。兩人經過兩年的潛心寫作、修改和調整，終於交出重量級的書稿給我的老東家時報出版。

書裡，素梅和機長毫無保留地細細訴說從發病到痊癒的整個過程。平素就樸實無華的兩人，書裡也沒有華麗炫人的文字，但字裡行間的純樸直率，真情至性，卻更令人感動。

素梅娓娓訴說發病的極致痛苦和絕望無助、以及一度嘗試的輕生。她也仔細回溯她的童年和原生家庭，到戀愛、結婚、為人妻母和阿嬤，以及和家人、親戚及周遭友人的互動，試圖找出發病的遠因、近因，以及最後壓垮她的那一根稻草。

機長則以丈夫和照顧者的角度書寫他的心疼、自咎自責，以及他如何發憤，用科學化的方法、做實驗的精神，鍥而不捨地摸索著照顧和陪伴之道。

他們緊緊牽著手，並肩苦戰，互相鼓勵：「總有一天，我們可以笑著說出這段痛苦的日子！」當我讀到素梅終於發出久病後的第一次噗嗤而笑（那情境真的超好笑！），我們也跟著開心地大笑了！

素梅和良基本來就是有名的感情好，現在更是無時無刻地手牽著手，他們是世紀的典範，謹向他們致上最高的敬意和謝意！

推薦序

攜手共渡憂鬱流沙

台灣憂鬱症防治協會前理事長 **張家銘**

很榮幸有機會能幫前科技部長陳良基教授及其夫人素梅姐的這本書寫推薦序。這幾年在坊間關於憂鬱症的書籍越來越多，早期多是翻譯自國外或是專家的疾病衛教為主，近年則開始有像阿滴等憂鬱個案分享自身罹病的經驗心得。但這本書最不同的是，它同時紀錄了憂鬱症照顧者與被照顧者的心路歷程，所以更是有其價值。

憂鬱症是持續嚴重的情緒疾病，當然應該尋求專業實證的醫療。然而有時憂鬱症的治療需要時間，並且非每個患者都有很好的改善，這時候親友的陪伴支持就非常重要。我常說憂鬱症患者有雙重痛苦，一個是憂鬱疾病所帶來的痛苦，一個是不被周遭親友理解支持的痛苦。憂鬱症患者心中有很多OS：「我講不出我為什麼不快樂！」「他們都說我想太多！」「我沒用！」「我好痛苦！」「沒人在乎我！」而家人朋友常說：「看開一點就好了！」「根本就沒有憂鬱症！」「加油！」「振作啊！」「你要感恩啊！」「憂鬱症就是不知足！」往往會讓他們更為痛苦與嚴重。就如陳良基前部長所提到的，憂鬱症患者好像陷入負面能量包圍的流沙，越慌張掙扎，有時反而越陷越深。而親友們若關心不得法，反而可能讓他們越陷越深。

台灣憂鬱症的治療一直有四大不足：就醫不足、診斷不足、治療不足、持續治療不足。台灣並不缺乏憂鬱症的治療，但需要的是要打破憂鬱症的汙名誤解、增加憂鬱情緒的覺察，與鼓勵憂鬱症的提早就醫。會認識素梅姐，是在二〇二一年時我擔任台灣憂鬱症防治協會理事長及國際扶輪 3523 地區關懷憂鬱症音樂會主委的時候。為鼓勵憂鬱症患者就醫，承認自己有問題需要協助並不可恥，反而是勇敢的表現，當年音樂會的主題是「不堅強也沒關係」，同時我們舉辦了「點亮微光」——憂鬱症患者心情故事徵文。素梅姐將她的罹病歷程與經驗投稿，並獲得了徵文比賽的第一名。他們夫妻的故事，並在二〇二二年《商業周刊》以「親愛的憂鬱症家人」做為封面故事，獲得非常多的迴響。

我要特別佩服並肯定陳前部長身為憂鬱症親友照顧陪伴的用心。當素梅姐嚴重到需要住院，他每日抽空到醫院陪伴，唱著〈伊是咱的寶貝〉；當素梅姐無數次問他「藥吃了沒效怎麼辦？」「如果我永遠不會好怎麼辦？」他則不厭其煩，一次次重複回答：「不好也沒關係，我會永遠陪著妳。」而為了陪伴素梅姐，他回絕蘇貞昌院長邀請續任內閣的機會，他說「部長有別人能當，太太只有我能照顧。」走過憂鬱低谷，夫妻兩人深刻了解罹患憂鬱症對個人及照顧者的影響，陳前部長認為「我們吃過的苦，希望別人不要再吃。」所以他們寫下了這本書。

什麼是憂鬱症照護者應該做的？我覺得首先是盡可能的理解。去買一本相關書籍或上網閱讀資訊再回來與醫師討論討論，盡可能多正確認識憂鬱症，才有合理的期待。其次是我常說的「三不三要」，要傾聽、要同理、要陪伴，不要批判、不要責備，也不要叫他（她）「想開一點」，或「加油」這種簡單但無力的協助。就像你不會叫腿摔斷坐輪椅的人站起來一樣。憂鬱症患者自己也知道要想開、要轉念，但處於嚴重憂鬱時他（她）已經做不到了。

最後我仍要提醒，憂鬱症的照護者也要自我照顧，不要獨自承擔所有的照護責任，否則很容易被他（她）的負能量拖下去，而自己陷入身心耗竭的無力感。照護的親友並非專家，關心陪伴不代表所有憂鬱問題都會改善，盡可能化解求助就醫的障礙並積極合作，才能一起幫助憂鬱症患者走回陽光的人生。

推薦序

有伴無絆，陪伴是最好的支持

關懷憂鬱症講座音樂會總顧問 **廖永源**

為喚起國人對於憂鬱症的重視，華南扶輪社自二〇一五年起舉辦憂鬱症的防治活動，至今已是第十屆。最早在二〇一五年三月二十九日，由當時的社長陳明正（**PP Justin**）發起，結合肯愛社會服務協會，在台北火車站的大廳進行「憂鬱閃唱」活動並分發憂鬱症相關的傳單。之後在二〇一六年用類似方式再次舉辦。這兩次成功的活動，獲得許多民眾及媒體熱烈的迴響。

二〇一六年我本人擔任社區服務活動的主委，開始用「憂鬱症防治講座音樂會」的方式，邀請台大精神科高淑芬教授（現在的台大醫院副院長），結合「台灣憂鬱症防治協會」及世界第一名「木樓合唱團」一起進行。將專業的醫學演講，融合穿插在木樓合唱團優美的歌聲之中。這樣的方式，在二〇一七年第四屆我們移師到台中，並邀請了台大EMBA及台復新創學會等團體一同舉辦。二〇一八年我擔任社長，第五屆憂鬱症講座音樂會的活動拉回到台北，但擴大到結合國際扶輪3523區第3、4、9分區共同舉辦。這次的活動感動了當時的總監當選人邱鴻基（PDG Joy），並決定隔年成為國際扶輪3523地區的地區活動。

二〇一九年我擔任第六屆憂鬱症音樂會的主委，除了高淑芬教授外，並邀請了當時台灣憂鬱症防治協會的理事長張家銘（Psyche，後加入華南扶輪社成為社友，現在的憂鬱症講座音樂會主委）共同負責憂鬱症的演講，加上木樓合唱團的演出，二千五百人的國父紀念館場地座無虛席。當時衛生福利部陳時中部長親自來開場致詞，韓國友社江西社二十多名社友並率團跨海來支持，同時電視、報紙許多媒體也都有大幅度的報導。

自第七屆憂鬱症講座音樂會起，主委的工作交棒給張家銘（Psyche）來負責，在他的專業、熱心與用心下，開始每一次音樂會有不同的主題。由於青少年憂鬱症的問題重要，第七屆講座音樂會的主題是「青春不憂鬱關懷Z世代的情緒風暴」。為了鼓勵憂鬱症與親友要面對與接納，第八屆講座音樂會的主題是「不堅強也沒關係」（It is OK to not be OK）。

憂鬱症的陪伴者非常重要，但並不容易。第九屆講座音樂會的主題是「有伴無絆——陪伴是最好的支持」，邀請到前科技部陳良基部長與夫人為我們分享陪伴憂鬱症家人的心路歷程。夫人素梅女士一度罹患憂鬱症，陳部長為了陪伴夫人提早由公職退休，每日到醫院陪伴時都會在夫人耳邊唱〈伊是咱的寶貝〉，終於陪伴夫人度過憂鬱症的低谷。他的深情用心與不離不棄，令人動容。

本次憂鬱症講座音樂會的主題「沒有人應該是孤島」，我覺得非常重要。我們周遭都可能有落單的親友，應該要多多關懷，讓他們覺得並不孤單，這也是我們扶輪社友應該做的事。

感謝 3523 地區總監 DG Stela 的支持，感謝第 3、8、9 分區的共同舉辦，感謝張家銘醫師主委、黃信凱魔術師，感謝這些年許多的扶輪先進、社友、寶眷及關心憂鬱症的朋友們，支持與陪伴我們一起走過這十屆的憂鬱症講座音樂會。讓我們一起持續關心憂鬱症的議題，為社會帶來正面的改變。

推薦序

用一個承諾喚回生命的力量

肯愛社會服務協會秘書長 **蘇禾**

九月的天空出奇的藍，襯托著每一朵白雲都更有形有狀的展現出當下的圓滿。

九月約訪機長（良基）和素梅姐的緣分是來自一條共同經驗過的路——憂鬱症，不知道什麼時候，已然成為從台灣到全世界都共同關注的心靈困境。

二〇〇一年，安德魯·所羅門（Andrew Solomon）在經歷了長年憂鬱症之後，寫出《正午惡魔：憂鬱症的全面圖像》這本獲得美國國家圖書獎的憂鬱症專書，書中說到：「當我們看到還有這麼多人類韌性、堅強和想像力的各種樣貌等待我們發掘時，我們不但能理解憂鬱症的恐怖，也體會到人類生命力的複雜性。」

安德魯．所羅門在半康復時曾經也爬上屋頂想往下跳，忽然間念及父親而沒有往下跳，是因為「我一直想著有天要為他切羊排，這是對他的承諾。」而也是一個「承諾」的力量，帶領著機長（良基）和素梅姐走出困境心靈下的憂鬱症，九月的專訪，我再再地看到了「承諾」的力量，一次次、一句句在專訪中示現……

素梅：「我有兩年多沒有辦法哭，沒有辦法笑。」

良基：「我也很怕那種看不到盡頭的感覺，怕她會不會一輩子都這樣？」

素梅：「當他決定辭掉部長職務的時候，我發現他看我比工作還重要。」

良基：「我娶她，就是一輩子的承諾，不會丟下她。就算她生理機能下滑，但我還有個太太可以照顧。」

素梅：「我心想，他怎麼會對我這麼好？」

良基：「我心想，我很幸運，可以把太太從陽台欄杆外救回來。」

一如這本書的書名《牽手就不放手：我們一起穿越憂鬱流沙》，「承諾」的愛就是「活下來」、「活過來」、「好起來」的力量來源。

「十六樓的風很強，強到差點把她吹走……」書中的這一段故事與書寫，每回重讀一次就鼻酸淚含光一次；而每回鼻酸淚含光一次，心就再被療癒一次。因為我們的底層都有的共同心聲都是「牽手就不放手」，良基和素梅姐的生命故事，更是見證希望的直達車，一站到位。

陪伴的列車上，要如何能夠既主觀的同理，又客觀而理性調適相應？傾聽的列車上，要如何能夠既全心全意地聆聽，又不被內在潛抑的各種干擾思維慣性地屏蔽了話語的真實？

良基和素梅姐的示現，在長達二年以上的陪伴與傾聽，治療與養生的挑戰上，著實走過一場硬仗。

二十二年前，我也曾經歷過自己生命中的一場硬仗。我是一個非常沒有方向感的人，就算是在手機拿起來就能夠用Google找路的今天，我還是常常迷路，但二十二年前，憂鬱症是我人生中最痛的一次迷路。我當時不知道那一次的迷路，是一場硬仗的開始；我只知道，那時我站在人生的十字路口，好像已經絕望到看不到下一步，幾乎每天都在和絕望摔角。

是一九九九年九二一的一場埔里賑災活動中，我看到了地震災難之下，一位一位努力找路活下來的人，是那麼認認真真地活。在反省與懺悔的禱告中，我向上帝求禱：「如果憂鬱症是你所許的，那請不要讓我太快好起來，請慢慢地陪我走過，讓我有機會遇到路上一樣憂鬱的人，我們能互相陪伴，一起走……」

每一個願望的背後都是苦難，而每一個承諾的前方都是希望，肯愛協會成立十九年來，遇到許許多多一起走的朋友，也遇到一些找到路的人。他們會給我方向，他們會帶領我們找回安心的片刻，然後身體慢慢有了力氣，心裡慢慢有了溫度……

良基和素梅姐，就是這樣的朋友。

採訪者的話

隧道口的呼喚

鄭郁萌

我想寫憂鬱症患者及其陪伴者的報導，已經很久了。根據估計，台灣的憂鬱症患者超過二百萬人，因為社會對它的汙名化，就醫者不到兩成。它奪去許多生命，留下終身錯愕痛苦的親友，影響所及超過千萬人。但我一直找不到合適的方式敘述它，直到我遇見了前科技部長陳良基與王素梅賢伉儷。

那時素梅姐在臉書上寫了「我憂鬱」系列文章敘述罹病過程，我連繫兩位，他們馬上答應受訪。「那段辛苦的日子，是老天要我們幫助困在其中的人。」陳良基先生說：「我希望我們吃過的苦，別人不要再吃。」

採訪的核心方法之一，是找到經典故事呈現議題，然而採訪的迷人與殘酷也在此，採訪者必須挖掘細節、反覆詰問情境，就算再不堪、難以直視、甚至涉及隱私，我們都必須從中尋找價值。若受訪者下意識閃避，故事就容易隔靴搔癢，打不中人心。

但面對我的問題，兩位毫不閃躲。好不容易走過人生風暴，許多人不想再回頭看，他們卻勇敢直視黑暗深淵，坦露不為人知的過程，因為他們知道，若故事能被多一個患者或陪伴者讀到，就有可能成為他手中的救命繩。

報導出刊後，兩位當事人讀到落淚，也因為迴響極大，讓他們想更進一步寫成書，又面對我更深的靈魂拷問、還遍及親友。當初的黑暗有多深，如今坦露的勇氣就需要多大。

如果說憂鬱症是一條幽暗綿長的隧道，在隧道裏的人，常常以為永遠走不出去了，他們倆就像站在隧道口，聲嘶力竭呼喚著，傳到隧道深處的聲音可能很迢遙細小，但他們只希望就算能多一個人聽到，也好。

願這本書能讓隧道裡的人們知道生命有出口，而且不遠，就在前方。

＊本書稿費將捐贈「肯愛社會服務協會」等團體，作爲精神健康關懷用途。

寫在前面

給憂鬱症照顧者和患者的希望之書

「總有一天，我們可以笑著說出這段痛苦的日子。」這是在對抗憂鬱症期間，我們兩個人最常互相打氣的一句話。對未來的期待，支撐著我們一起面對每一天身心靈的搏鬥。而在素梅逐漸好轉的日子裡，「把痛苦的經歷寫下來，幫助其他人不要再陷入同樣的苦難。」成了我倆寫作和公開的動機。希望這本用生命書寫的篇章，能夠讓憂友們找到力量，並且幫助更多陷入憂鬱流沙中的朋友，有效面對這個世紀疾病，度過苦難，揮別憂鬱！

罹患憂鬱症的朋友就好像陷入一片被負面能量包圍的流沙，慌張地掙扎，有時反而讓自己愈陷愈深。而親友們的關心如果不得法，有時反而愈幫愈忙，甚至讓守護者也陷入流沙之中。

嚴格講起來，憂鬱症就是大腦生病了。當我們的親友感冒時，我們通常會體貼地叮嚀：「多休息」、「多喝水」，希望透過我們在書中的經驗分享，當下次有親友得到憂鬱症時，你也可以跟他們這樣說：「多休息，我來陪你坐坐，或是陪你走走，傾聽你的心聲。」

憂友們在罹病期間，身心都籠罩在負面能量之下，會非常沒有勁，做什麼都沒信心。在身邊陪伴著他們，把正面能量帶到他們身邊，就是最體貼的支持。特別要注意的是，陷入憂鬱症的關鍵危險期時，尤其是在「維特效應」發酵期間，很像是人已陷在流沙中，突然又有一股向下的力量拉扯，會有滅頂的危險。適當撐起保護傘，讓憂友心靈穩住，大腦生病是會好起來的。

憂鬱症不是絕症，憂鬱症也不是傳染病。感冒了，我們不會一味自責，為何讓自己生病了，所以當憂鬱症找上門時也不要自責。憂鬱症不是自己有問題，純粹就是心靈需要休息，腦部電位需要重新平衡，如同很多醫師說的，憂友通常是經常為他人著想的人，腦子裡塞滿太多接收而來的負能量，因此頭腦要求需要休息了。不妨藉機調整一下生活步調，讓大腦步入常規，等到功能恢復了，又會是一個充滿活力的新人生展開。

這本書是為憂鬱症朋友所寫，更是為憂友的守護者所寫。我們的堅持，我們的經歷，希望能幫助到需要幫助的朋友！

最後，要感謝很多位貴人的協助，這本書才能順利付梓。首先要謝謝莫昭平、古競祥伉儷，他們倆的積極促成，讓我們從想法轉化為真正的行動。謝謝時報出版趙政岷董事長的熱情邀約，以及張家銘醫師、廖永源會長、蘇禾理事長的慷慨作序。此外要衷心感謝鄭郁萌小姐非常貼心的訪談，我們每次的對談都引出許多內心的話，而當我們文思紛亂時，她總能很快整理出有頭緒的文稿。要特別感謝非常盡責的龔槵甄總編，很巧合地，良基的第一本書也是她負責出版。有了她的統籌，讓我們很安心，也因為她細心又專業的協助，才能讓全書順利完成。

目錄

01

陷入憂鬱的流沙

素梅

原以為過了六十歲，人生走過了彎彎曲曲的小道、擁擠忙亂的車水馬龍大道，大喜或大悲都已經歷過了，不再會為任何事情所困。卻沒有想過，自己會陷入憂鬱流沙，當我愈掙扎、陷得愈深，彷彿進入一個深不見底的黑洞……

從外人的眼光來看，我的人生應該是快樂充實的。朋友說我簡直就是人生勝利組，家境小康，成績總是名列前茅，高中就讀第一志願北一女，大學則是成功大學電機系。

成功大學電機研究所畢業後，我的就職之路順利；結婚後，先生爭氣，孩子也很優秀。在經濟上沒有什麼後顧之憂的我，選擇了提早離開職場，在博物館擔任志工，並且參加社大課程、合唱團體，日子過得看似無憂無慮，但是，六十二歲那一年，我卻陷入憂鬱的泥淖，無法自拔。

二〇一九年十一月十五日，初秋的台北街頭已有寒意，良基打電話回家，告訴我他要下班了。我嘴上沒說什麼，心底卻有點驚慌，下意識地搬了一張椅子，到陽台上站著。

我趴在十六樓的欄杆邊，往下一看，正下方是紅綠燈等候區，黃昏時刻的信義路上人潮熙來攘往，人真多啊！我怔怔看著，裡面有剛結束一天工作想趕回家的上班族、有揹著書包可愛的學童，遠方的燈火陸續亮起，但我的心卻很灰黯。

事實上，我的內心已經有好長一段時間感到沉重、灰黯，生活中感覺不到一絲愉悅，彷彿走在黑洞裡，永遠看不到出口。難道我的餘生就要如此痛苦地度過？這樣實在太恐怖了，我一心只想要解脫。

我遠遠望著樓下的人群，忽然想到好多年前，有個肉粽攤販被跳樓自殺者壓死的新聞，鬧得沸沸揚揚。我想，如果我要跳樓，絕對不能傷害到任何人。我的心中有了打算，那就是大樓人行道必須清空，不如請一樓的警衛幫忙吧！

我走回客廳，打了通電話給一樓警衛：「你好，請幫我排空人行道，三分鐘後，我要從陽台下去。」

我告訴自己，再過三分鐘，我就可以解脫了。

三分鐘後，我站到陽台，爬上椅子，翻過圍欄外緣，兩手順著欄杆往下滑，卻沒看到警衛出來清空人行道，路上人潮依舊。

「我等了那麼久，怎麼人還這麼多呢？」可能警衛把我的話當作是開玩笑的惡作劇，因此沒有理會我。十六樓的風好強，我緊緊抓著欄杆，手不敢放，但是我也沒辦法把自己拉上去了。過不了多久，等我力氣用盡，只能摔下去了。

在這之前，我去精神科看診、用藥已經持續兩個月了，心情完全沒有好轉。雖然安眠藥讓我可以不失眠，但只要醒著時，就像是失了魂的女鬼，整顆心都漂浮著、懸在空中，不知道安放在哪裡。

良基在家時，為了不讓他察覺出異常，我還會硬撐著裝作沒事，維持生活日常；但是，等他出門去科技部上班時，我連假裝都不需要。

一整天下來，我癱在沙發上，看著陽光灑進屋裡，光影緩慢地移動。我知道自己應該要站起來活動一下，但是身體卻動不了。

我不想做任何事，不想跟任何人說話，書讀不下，影集也無法吸引我的注意力，聽到以前喜愛的音樂旋律，甚至會害怕。

那種無助的感覺像是眼前有片深藍色、令人窒息的流沙，逐漸淹沒了我的身體，想要將我吞噬；我愈掙扎、愈下陷，空氣也愈來愈稀薄。

怎麼辦？我已經失去了生活的能力，再也沒有快樂的能力。這樣活著還有什麼意思？如果能夠解脫，拜託，請讓我解脫。

我的腦海裡翻來覆去，盡是各種解脫的辦法。我不能傷害任何人，不能有機會被救起。

兩週前，有位良基熟識的企業名人，因為憂鬱症跳樓了，我看到新聞報導時，忽然決定，那就選擇跳樓吧。

這一兩個星期，我前前後後在陽台探勘了好多次，該從哪裡跳下去比較好呢？從後陽台往下看，是層層疊疊的遮雨棚浪板，有這些浪板阻擋，跳下去可能會受重傷。如果身體殘缺了，就會連累到家人，他們必須終生照顧我，這對我來說，比死還要痛苦。

我曾經試了好幾次，把椅子搬到前陽台，打算撥電話給警衛請他幫忙清空人行道，但警衛一接起電話，我就急忙掛掉。原來，這麼極端的行動，我還是會猶豫，會害怕。

但這次，我不能再拖下去了，良基再過十分鐘就要到家了，如果今天不跳下去，又要行屍走肉地度過一天，什麼事情也不想做，什麼事情也做不了，我已經成為了一個廢人。

要是我現在走了，良基還可以找得到另一個可以陪伴他下半輩子的伴侶，而不是像我這樣的負擔。

我爬出陽台圍欄，跨過欄杆上緣，雙手握住欄杆下滑，一點也不害怕十六樓的高度，只是要等候時機放手。沒料到我的腳居然碰觸到堅固物，本能地踩在十五樓的欄杆上緣，還可以支撐一下。可是底下的行人還這麼多，我不想要傷害到任何人，但抓住欄杆的手遲早會力竭，這個時刻來臨時，我就自然解脫了。

就在這時候，聽到良基進門的聲音了，聽到他如往常一樣呼喚著我的名字，感受到他找不到我的慌張。突然之間，感覺到有雙手緊緊抓住我還拉著欄杆的手，是良基，他不斷喊著：「不能放手，抓緊我！妳忘了嗎？結婚時我們發誓過要照顧彼此到老的！妳怎麼可以拋下我？抓好我的手，不能放！絕對不能放手……」

沒多久，消防車到了，兩位消防人員破壞了門鎖衝進來，另外幾位隊員則從十五樓陽台抓住我，替我繫好安全繩索，晃晃悠悠地，我被帶進十五樓，這戶人家看到這一幕，大概也嚇到了。

接下來的事，很多我都不記得了，只記得一些零碎片段，就像是散落在相簿裡的褪色相片：這一張，是我被送去醫院急診，被診斷為「重度憂鬱症」，緊急安置住院。這一張，是我醒來看見良基在病床旁邊辦公；這一張，是原本在波士頓工作的大兒子學中趕回來，在病床旁邊呼喚著我；這一張，學平下班後來到病房，整晚和哥哥一起陪伴我。

我好累好累，外界的一切都像隔了一層膜，醫院裡蒼白潔淨的氣味，讓我只想睡。我不知道醫師跟家人說了什麼，總之，他們決定讓我做ECT

（Electro-convulsive Therapy，電痙攣療法），那是一種以電療消除近期記憶的治療方式，就像MIB電影中記憶清除筆的作用。只是，ECT至少要做六次，超過十二次效果比較好，因此我每兩天就得接受這個治療一次。

我完全不記得治療過程發生的事，只感覺到麻醉罩子從亮亮的地方下來，接著就不省人事。每次做ECT治療，兒子學中陪著我從病房到治療室，我會一直抓著他問：「可不可以不要做？」「我會不會電完後變成不一樣的人，認不出你們了？」「我會不會做完就失去記憶？我不想失去記憶。」「我們回家好不好？」……

學中沒說過他很難過，但後來他描述這件事的時候，我知道，他心疼。

我也完全不記得自己在病房中是怎麼度過的，好像有許多人來看我，或許是ECT的作用，我都忘得一乾二淨了。唯一在心底深深記得的是，良基每天上班前、下班後都會來醫院陪我，他原不擅長歌唱，卻總牽著我的手，一起唱著〈伊是咱的寶貝〉這首歌，想要藉著歌聲，跟我表達些什麼。

02 十六樓的風

良基

那時我才發現，十六樓的風這麼強，強到幾乎要把太太吹走……

二〇一九年十一月十五日，是我擔任科技部長的第三十三個月，那天我下班回家後，一進門就莫名覺得有點心慌。

「梅子、梅子……」我試探著叫了幾聲，沒有反應。從前素梅總會出來迎接，給我一個擁抱，但是今天卻沒有絲毫動靜。我眼睛很快掃過廚房、臥室，都沒有她的蹤影，心裡有些不安。此時腦海閃過兩週前有位認識的企業名人，因為憂鬱症而跳樓去世的新聞。

我快速回到客廳，赫然發現素梅的拖鞋在客廳的落地窗外，而餐廳少了一張餐桌椅，前陽台的門敞開著，那張餐桌椅空空地立在陽台，上面擺著她的手機……我心底發出重重「咚」的一聲，連忙衝向前陽台。

此時我全身寒毛都豎了起來，彷彿看到她倒臥在人行道的畫面，急忙往外探頭，人行道上行人來往如常，而我的眼角瞄到了正抓著欄杆的一雙手，那是素梅的手！我趕緊衝上前去，近乎絕望地呼喚著：「梅子、梅子」，把那雙我牽了四十幾年的手，用全身的力量緊緊抓住。

那時候我才知道，人生走馬燈是怎麼一回事：我想起年輕時我們在成大校園相遇，我教她吹笛子的往事；想起交往之後我坐了好久的車，從台南到台北找她；想起結婚時我牽起她的手，答應要照顧她一輩子……而這一切的一切，卻可能瞬間就都消失不見了。

這個我最心愛、陪著我一起奮鬥，度過整個人生的伴侶，現在卻掛在十六樓的高空中，站在風這麼強的地方，只差一步就要掉下去。如果我沒抓到她的手，或是我抓住卻拉不回來，讓她就這樣掉下去，我怎麼對得起她？下半輩子，我還能一個人活下去嗎？

當我回過神來時，一邊緊張萬分地抓著她的手，嘴裡重複呼喚著：「妳不能向下跳，不能放手！」「妳忘了嗎？結婚時我們發誓過要照顧彼此到老的！說話要算數，妳怎麼可以拋下我？抓好我，不能放，妳不能跳……」

我試著把素梅拉上來，卻完全無法動彈。我知道必須趕快求救，但又不敢放手。我不知道能抓住她多久，只能求她答應我，不能跳下去，不能放手，直到她終於微弱地回了一聲：「好」，我才敢把一隻手伸進西裝口袋裡掏手機，另一隻手仍用力拉著她。

在千鈞一髮的那一刻，我的手抖得幾乎握不住電話，趕緊用回撥電話打給祕書，請她立刻幫忙求援，另一通電話則撥給在台北工作的小兒子學平，請他盡快回來幫忙。

雖然等待救援的時間很短暫，但我卻覺得好久、好久。終於，大馬路上出現了警笛聲，四線大道的兩線馬路被淨空，路上行人紛紛駐足，往上觀望。消防隊員衝上樓來猛敲門，因為我卡在前陽台一秒也不敢鬆手，他們只好破壞門鎖衝進來！兩位隊員先上前跟我換手，一人拉住素梅的一隻手，讓我喘口氣。另外，他們也聯繫其他隊員從十五樓陽台，將安全繩索綁在素梅身上，慢慢護著她降到十五樓，成功地落地。

經歷了生死一瞬間，我立馬衝到十五樓，激動地抱住素梅，小兒子學平正好也趕到，我們一家人緊緊擁抱在一起。

家人是我一生最珍愛重視的，這次卻差點面臨了生離死別，當場，我忍不住淚水直流。

警消人員建議我們立刻送素梅到醫院做檢查，以確保沒有潛藏的重大傷害。

陪著素梅坐上救護車，一路上，我心中翻來覆去想著：事情怎麼會走到這個地步？一向開朗、愛笑、愛唱歌的她，怎麼會做出這麼決絕的行動？我曾經答應岳母，會一輩子好好照顧素梅，卻差一點就失去她，之前是不是有出現什麼求助訊號，而我卻沒有注意到？

那年七月，素梅到美國生活一個月，幫忙照顧大兒子學中的兩個孩子。期間，我帶團到美國參訪，到達波士頓後，學中接我去他家吃晚餐。照理說，難得跟兒孫聚在一起，應該很開心，可是我卻感覺到素梅悶悶不樂，那是我們認識四十多年以來，第一次有這種感覺，我問她怎麼了？她沒說什麼，她本來就是不喜歡抱怨的人，我也就不再追問。

「應該是太累了吧。」我想。

八月中素梅返台，我很高興她又回到身邊，並且知道她在為娘家公司事務而煩心，但我依然持續忙碌於政務，沒有太多空閒深入了解，家裡的大小事情都還是落在她肩上。

九月中旬，有一天我早上醒來，看見素梅坐在客廳，睡眼惺忪地問她：「怎麼這麼早起？」她回答我，不是早起，是她整晚都沒睡。

我一聽就驚醒了！仔細一問才知道，這一個月來她每一天都失眠。人怎麼能不睡覺呢？就算鐵打的身體也撐不下去啊！當天我立刻請了假，陪她去精神科看診、拿了藥，第二天她告訴我，前一晚她順利睡著了，但表情還是有點憂慮。

「應該是太久沒睡好了，再過幾天就會好了。」我想。

她一向是不會抱怨的人，但那段時間她有時會憂心忡忡地跟我說，聽到電子琴會發出雜音，有時候也會聽到奇怪的人聲，像是無線電收音機裡傳來窸窸窣窣的聲音。

「那找人來看一看好了。」我不覺得有甚麼問題，專心地繼續看資料，漫聲應著：「我再請同事過來看看這雜音是哪裡出來的。」

這不是什麼大不了的事，我真的這樣以為。所以，當她跟我說煩心家族公司股東的事時，我說：「找律師或會計師處理就好」，完全沒有往心裡去。

她跟我說什麼事都不想做，我是個老師，就排好課表，貼在冰箱上，要她一天內做哪些運動、抄寫幾遍心經。

她跟我說心裡覺得很煩、很亂，理工科系的訓練告訴我，遇到困難的時候要把問題條列化，再一個個解開。我就請她把心中困擾的問題一條條寫在筆記本上，我們再來一一審視、解決就好。

我從沒想過，這些全是她發出的求救訊號。後來我才逐漸理解，這時候的她，已經像是困在憂鬱流沙堆裡的人，愈心急愈掙扎，就陷得愈深，我想拉她卻不得其法。原本以為這些看似理性的方法會有所幫助，卻沒找到正確的方向，只是讓她繼續下陷而已。

素梅住院治療期間，我翻開她寫的煩惱筆記本，她認真地一條一條將家裡的存摺和文件在哪裡、每項貸款什麼時候要繳、水電扣繳是哪個帳戶、每個帳戶有多少錢……一項項列得清清楚楚，密密麻麻地寫了好多頁。這時我才知道要維持一個家，背後有這麼多繁瑣的事情，她一直都處理得有條不紊，若是背後沒有她強力的支持，做我的後盾，我怎麼能有今天呢？

那些文字，現在看來像是在交代遺言一樣。只差一步，她就要離開我了。然後，她寫道：「良基說我自尋煩惱。我覺得現在的自己已經配不上他，現在的我，已經成為他人生旅途中的負擔。」

素梅是這麼堅強、這麼能幹、這麼溫柔的人，我一直都覺得她處處比我好，她卻說自己配不上我。其實是我忽視了那些點點滴滴的微弱求救訊號，是我對不起她。

我一直認為兩人多年累積的感情十分堅定，沒有任何力量可以分開我們。卻哪裡知道，在不同情境下，這份感情反而催化為不願意成為對方累贅的行動力，使得溫柔的她做出如此令人驚愕的決定。

我想起她留在陽台椅子上的手機，畫面上最後一則等待傳出的訊息，是她在和我的兩位祕書群組裡。她寫道，她沒有辦法再陪我，請祕書們盡量想辦法幫助我度過難關。她在自己陷入生命困境時，還是惦記著我、處處為我著想，讓我非常非常的心痛。

回想在成大讀書的時候，班上只有她一個女生，她經常替全班服務，從來都不懂得拒絕。有一天我不知哪來的勇氣，跟她說：「妳也幫我管錢好不好？我需要用錢時，再跟妳領。」

她說好。

剛結婚的時候，每次回雲林老家，我們兄弟姊妹感情很好，見了面就打打鬧鬧、嘻嘻哈哈的，沒來得及顧到她，回頭發現她總是默默地做著家事，笑笑地埋怨我：「你只顧著跟兄弟姊妹玩，忘了你還有一個老婆啊。」

兩個小孩陸續出生、就學，她為了全心照顧這個家，明明是工作上極為俐落的人，卻毅然辭去工作，當個全職主婦。後來不管是雲林老家爸媽的照顧、岳父的安養，以及種種瑣碎的事務，她都一肩扛起，無怨無悔、默默地守護著這個家庭。

素梅很像我的岳母，既能幹又溫暖，我總說岳母是個活菩薩。因為太太能幹又有條理，我以為面對任何狀況她都可以處理得很好。在這之前，我不知道憂鬱症有多麼嚴重，甚至沒有發現她病得很嚴重，導致我差點就要失去她。

十六樓的風很強，強到差點要把她吹走，幸好最後我及時拉住她的手，也拉住那個差點終生懊悔的自己。我在救護車上告訴自己，這是老天爺給我的警告跟寬容，我必須珍惜這個恩賜，無論如何，都要永遠永遠保護她。

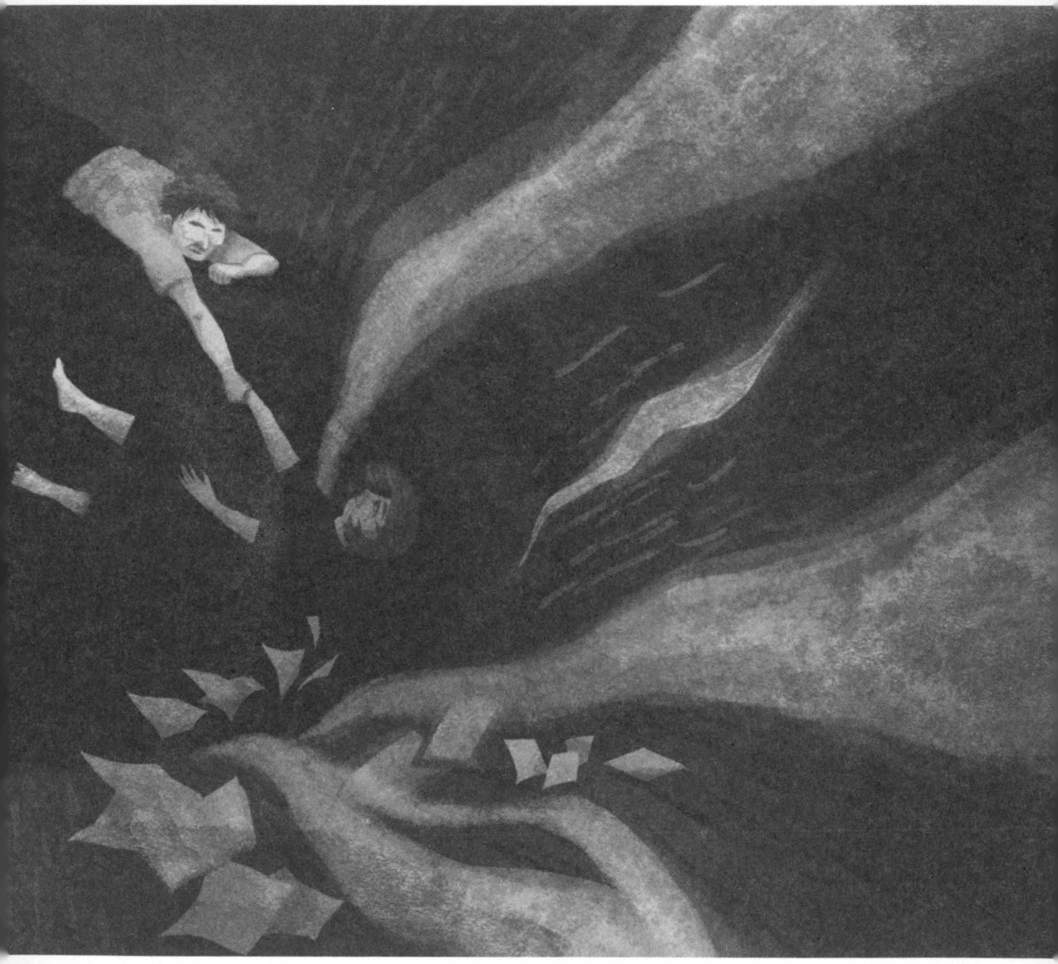

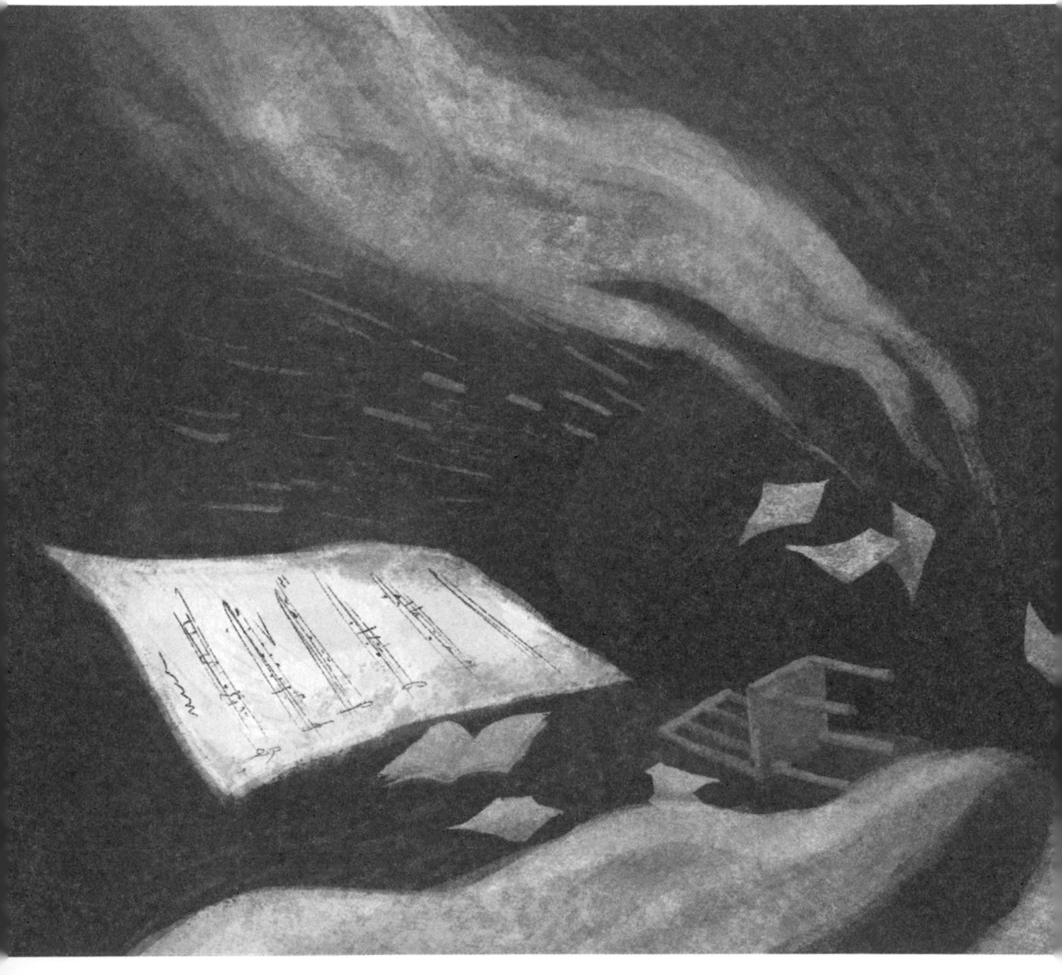

03 二十歲的活菩薩

素梅

我一直覺得媽媽是個內心強大的人，那是從小吃苦修煉來的。良基總說我的個性得到媽媽的真傳，他形容我的媽媽是個活菩薩。但事實上，人們眼裡的菩薩，都是吃苦受難之後才成的佛。

我媽媽才一過門，就成了五個孩子的母親。為什麼呢？這故事得從我祖母說起。

我的祖父母經商，他們有兩個家，一個在台灣、一個在日本。祖父母總共生了十四個孩子，我的父親排行第五，前面有兩個哥哥跟兩個姊姊，兩個哥哥都住在香港。

因為祖父母的生意都在日本，他們也長時間住在日本，台灣的家就像是「分部」，照顧家庭的責任便落在「分部長」我父親的身上。

我媽媽嫁進門那年，我最小的姑姑才一歲，七姑姑二歲，六姑姑四歲，上面還有五姑姑、四姑姑，都處於還需要大人照顧的年紀。當她踏進王家大門的那一刻，這個不到二十歲的年輕女孩，還來不及展現新嫁娘的嬌羞，立刻成了這一大家子的保母。

婚後，她很快有了兒子，兩年後長女也出生，我像是排行第八的女兒，下面還有弟弟妹妹，她變成了十個孩子的母親。

我們從小跟姑姑們一起長大，嘴裡叫著「姑姑」，其實她們比較像我們的大姊姊；姑姑們應該也有這種關係和稱謂上的錯置感吧？嘴裡稱呼我媽媽是「三嫂」，但更像是她們實際生活中的媽媽。

但嫂嫂終究跟媽媽不同，雖然同樣得照顧孩子吃喝拉撒，卻不能當作自己的孩子管教。管得嚴了，可能會惹人議論；管得鬆了，又可能被批評照顧不周到，幾乎可說是有責無權，在分寸拿捏上非常難。大家庭人多口雜，不能落人口實，可想而知，媽媽非常辛苦。

我的外公家務農，農閒時外公會在院子拉弦子，外婆唱小曲，是對感情很好的佳偶。三個孩子裡，我媽媽是唯一的掌上明珠，十分受到疼愛。可是，媽媽八歲的時候，地方流行傳染病，外公染病後被送去隔離，就再也沒能回家了。外婆年輕守寡，可是她深愛外公，為了三個孩子，堅持不改嫁。

孤兒寡母的處境十分艱難，每天早上媽媽得幫忙做家事，先挖完竹筍才能去上學，有一次在路上碰到蛇，她嚇得逃跑，摔倒在地上，腿上被筍尖刺入，就落了一個疤。她念小學時成績都是班上第一名，只因為是女生，小學畢業後，她的祖父說：「女孩子念什麼書，學著持家就好。」不讓她繼續升學。

媽媽天資聰穎，老師為了這個孩子的未來到家裡向祖父求情，親友也表示願意為她負擔學費，但媽媽的祖父仍然不允許她升學。

或許是因為這個遺憾，在念書這件事上，媽媽對我們三姊妹總是支持到底。

我媽媽是個很會持家又賢慧的模範婦女，當時我們住在三峽，家裡沒有瓦斯、電器，她每天得用揹巾揹著孩子，把一家人的衣服拿到溪邊手洗，更不要說還得生柴火煮飯、打掃，全家人的食衣住行都是這個年輕女子在打理。

我們小時候不懂事，日子就這麼懵懵懂懂地過去了。現在回想起來，我媽媽怎麼能把十個孩子照顧得衣食無缺，且每個人都覺得擁有她的愛，真的不容易。

後來我們漸漸長大、姑姑們都出嫁了，她仍然是一個稱職的嫂子。每年大年初二姑姑、姑婆們回娘家，她一大早去市場備料，親自下廚烹煮，做的是宴席菜，十道菜陸續上桌，一次擺三大桌。她做事很認真、講究細節，擦手的潔白毛巾不但是溫熱的，還要灑上明星花露水。

媽媽事事力求周到、力求完美，代價是永遠忙進忙出的。雖然她從不叫苦，但我看得出她的疲累。那時我年紀小，雖然也想出去玩，可是想到如果我不幫忙，媽媽一個人會很累，於心不忍，就把想玩的心給壓抑下來。我會在廚房裡幫她挑蝦子的泥腸、揀菜、摺毛巾，等大家吃飽飯，又忙著收拾餐桌、掃地、奉茶。

看著媽媽欣慰的笑容，我總想著：「啊，有幫上一點忙了。幫忙媽媽是我的責任，不出去玩也沒什麼要緊。」

現在回想起來，媽媽心中應該有很多委屈，可是她從來不說；而我一路看著這樣的她，也學會了把委屈往肚子裡吞。只要大家好，我就好，吃點虧有什麼關係？我把身邊所有人的幸福，放在自己的快樂之前。

記得小時候，我看姑姑練琴，心裡好羨慕。有一次我趁姑姑練琴空檔，把自己聽到的旋律在琴鍵上彈出，姑姑吃了一驚，她告訴媽媽：「梅子有天分，也讓她學琴吧。」

我聽了心裡好興奮，老師也說願意教我，直到準備付學費時，媽媽輕輕說了一句：「怎麼這麼貴！」雖然很小聲，但我還是聽到了。

第二天，我走到媽媽面前告訴她，我不想學琴了。

「老師誇讚妳琴彈得很好，真的不想學了嗎？」媽媽很懷疑地看著我：「老師說妳不學太可惜了，學費可以降一些。」

我望著媽媽因為操勞家事變得粗糙的雙手，堅決地搖頭：「嗯，不想學了。」

我不想讓媽媽為了家計煩惱；另一方面，內心也覺得自己不配得到這麼好的待遇。

因為我是晚輩、因為我是女生……在成長過程中，我總是會先看到那些「我不配」的理由，壓抑自己內心的渴望，卻沒想到，這些星星點點的渴望，長久下來，或許就堆積成了那些深藍色的、讓我深陷其中無法自拔的流沙。

04 不叛逆的青春期

素梅

我覺得自己個性裡心軟、愛照顧人的部分，或許來自於父親的影響。照顧他人，帶給我很多快樂。

自從生病以來，我常常想：「為什麼憂鬱症會找上我？」我試著從很多地方找尋答案，也安排了心理諮商，諮商師就從我的原生家庭和成長歷程開始聊起。

根據《美國流行病學期刊》刊載的瑞典斯德哥爾摩大學一項研究發現，在自殺個案中，有百分之二十以上與出生排行有關。排行每加一級，自殺風險就提升百分之十八。

心理學家阿德勒則分析，排行較後段的子女，經常在壓力下努力爭取優勢。想要與他人一較高下的心態，形成他們的人生目標，也展現在他們的言行舉止。

若說想跟人一較高下、證明自己的心態，我可能是有的，但不是因為排行。我前面有一個哥哥、一個姊姊，然而我在爸媽的眼中，實際上並不算是第三個孩子。

話說我的祖父母雖然長住日本，他們每年還是會回台灣的家，待上幾個月。我的祖母疼愛孫輩，尤其疼愛在台灣的長孫，我的哥哥集萬千寵愛在一身，有祖母護著，連媽媽都不太能管教他。

哥哥很聰明，但沒有發揮在學習上；反倒是我的姊姊素娥聰明好強、個性灑脫，在學校成績總是拿第一名，文章寫得好，也代表學校參加美術比賽，大學聯考成績是全台灣前百分之一。但因為她是女生，祖母從不誇獎她，還很不高興地用台語罵道：「豬不肥，倒肥到狗。」

對於祖母的重男輕女，我們姊妹都很不服氣，素娥更是早早立定志向，要活出自己的人生。她上高中後就常常參加課外活動，一路練習武術，拿到跆拳道黑帶資格。上大學後，她通過很難考到的高山嚮導資格，還在報紙上撰寫登山健行的專欄，成為登山界的新星。

素娥又會讀書又會玩，個性剛強直率，是那種立定志向就專注向前衝的人，沒有什麼力量可以阻擋她。或許是互補，排行在她之後的我很容易心軟，常常瞻前顧後，看看周圍的人有什麼需求，馬上調整自己，努力配合，希望讓大家都好過。

有次寒假期間遇到農曆春節，祖父母回台灣團聚，姊姊乾脆報名參加各種戰鬥營，後來還成為營隊輔導員，忙到不回家過年。而我卻選擇大年初二在家裡當媽媽的小幫手，招待姑姑及姑婆們。

總歸一句話，不忍心。

小時候，我們家住三峽，當地有一些駐軍，有天我的父親上街時看到一個小女孩坐在路邊哭。原來小女孩來自湖南，跟隨從中國大陸撤退來台的父母走失了。

那時候，大家的生活都很困苦，很多路人經過都愛莫能助。而我父親十分心軟，也不管家裡食指浩繁，就把這個小女孩帶回家，讓我們叫她姑姑，當作自己的女兒。她在我家學會講台語，但是帶著濃濃的湖南腔。長大後，她如願嫁給一位湖南籍的軍醫。每年農曆大年初二她都會帶著姑丈和三個湖南口音的孩子回我們家，就像是回娘家。

我覺得自己個性裡心軟、愛照顧人的部分，或許來自於父親的影響。照顧他人，帶給我很多快樂。我的妹妹素芳是老么，長得很可愛，大家都愛逗她。尤其是長她兩歲的弟弟福永，小時候特別頑皮，每每故意惹她哭，這時候我就會出來主持正義，讓她破涕而笑，我真心疼愛這個妹妹。倒是搗蛋鬼福永，長大後成為一個溫文體貼的好哥哥。

小時候媽媽家務繁重，所以都是大孩子負責照料小孩子。素芳到了就寢時間，不敢一個人去房間睡覺，這時我總是放下正在做的事，進房間講故事給她聽，等她睡著後才離開。

素芳妹妹不像兩個姊姊成績那麼出色，上了國中之後，數學、英文都令她很頭大。我很樂意陪她讀書、寫作業，教她數學理化和英文，看到她一臉豁然開朗的表情，我也因此感到開心。

我的心軟，不只對家人。小學四年級時，班上有位同學是童養媳，不受家人疼愛，身上常常帶傷來上學。有一次她被祖母拿拜拜用的香戳小腿，造成好幾個黑色傷口。

我實在看不過去，想要解救她，於是放學後帶著她回家，請媽媽收留她。

媽媽說我們不能把別人家的孩子藏起來，只好再送她回去。這件事雖然沒辦法如願，但我確實對別人的痛苦能夠感同身受，容易心軟。

然而，對於加諸在我身上的不公平，我沒辦法像姊姊素娥那樣，想辦法殺出一條血路來。我不會主動去爭辯或是掀起家庭革命，我的反抗都是隱性的。譬如大家覺得女生不如男生有用，我就要證明給你看！雖然我喜歡文學跟藝術，卻硬是選擇了理工科系，希望證明女孩也有能力讀男孩擅長的科系。

青少女時期，媽媽買給我淑女款式的衣服，我不太願意穿，等到自己開始工作賺錢，領了薪水，寧可買褲裝來穿。

或許潛意識裡希望自己像個男人一樣，不受拘束。

我的個性總是想要多順應身邊的人，但配合太多，又失去了自由，我心想只有離開家，才能得到真正的自由，把自己的需求放在第一位。所以大學聯考填志願的時候，跳過所有北部的學校。這是我人生中唯一一次的叛逆。

放榜後，我考上了成功大學電機系，因為這個重要的選擇，我到了台南念書，也才會遇見我的人生伴侶良基。

05

我的另一半是「Yes Girl」

良基

因為素梅能力強、容易心軟，厚待別人、虧待自己。但我從沒料到，這個性會在耳順之年，掀起我倆人生的波濤。

我老家在雲林，當我考上成大電機系後，因為家離學校太近，沒有分配到宿舍，只好在學校附近租宿舍住。當時爸爸有點不放心，就到台南來看我。我記得，當我向他介紹這位班上唯一的女同學時，他第一眼看到素梅，就偷偷告訴我：「這個女生長得秀氣、個性溫柔、安安靜靜的，很不錯。」

所以，第一個看中素梅當媳婦的可能不是我，而是我爸爸。

我讀建中高三時，曾經參加過在清華大學舉辦的全國高中生科學研習營，認識了幾位來自北一女的同學。後來大學聯考放榜後，她們跟我說：「我們班上有個同學王素梅，也考上成大電機系，跟你同系，你要好好照顧她。」

新生訓練時，我才發現整個電機系就只有一位女同學，而這個萬綠叢中一點紅的女同學王素梅，居然學號就是我的前一號。新生訓練是按照學號坐，素梅就坐在我旁邊，我心想總得找點什麼話題來聊，就愣愣地告訴她：「妳同學叫我好好照顧妳。」

她當場沒什麼反應，但如今回頭想想，我怎麼會說出這句話，自己都覺得好笑。

到底是誰照顧誰？一開始，可能還是素梅照顧我們全班多一些。大家都說女生細心，所以班費毫無異議地就交給她保管；聯誼時找女伴的任務也交給她；女生宿舍有門禁，如果有事要找其他女同學，全都拜託她傳訊息，而她總是有求必應，從來沒說過「不」。

因為學號相鄰，所以做實驗時我們常常被分配到同一組。大二開始功課變得更重，除了在教室上課跟國樂社活動，其他時間我幾乎都待在圖書館裡，總是遇到素梅也抱著書來用功，漸漸地，開始對她有了好感。

她的脾氣好，個性溫柔又客氣、喜歡音樂，我從高中開始學梆笛有了心得，並擔任笛子班社團的學長師父，就問她要不要學？她說好，從此成了我的徒弟，我們在一起的時間也愈來愈多。

素梅對人很好，而且很貼心。她總是毫不猶豫地答應別人的請託，幾乎從來不會拒絕，只要是合法、合理、辦得到的事，她永遠是調整自己的步調，配合別人。

有時我落單或者忙得錯過用餐時間，她明明已經跟朋友吃過飯了，只要我跟她說一句：「好餓，妳可以再陪我去吃頓飯嗎？」她也是微微一笑，就陪我去吃。

素梅心胸寬厚，逆來順受，從不抱怨，看在我的眼裡，既欽佩又心疼。欽佩的是，我一向是看準目標就勇往直前的人，只專注於自己的目標，沒辦法同時處理那麼多事，她卻能接下一堆別人請託幫忙的工作，永遠不會生氣、煩躁；心疼的是，她就是那麼信守承諾，常常把他人交付的工作放在自己的需求之前，即使犧牲睡眠時間也要使命必達。

她厚待別人的同時，是虧待自己。

從大一開始，我們班每年會出一本班刊，從前刊物製作是用鋼筆刻鋼版，然後再拿去印刷，相當費工，而且只要一出錯，整頁都要重來。

素梅的字工整有勁，又很細心，自然成了每屆總編輯的最佳助手。有時我們約好要到校外走走或去圖書館K書，卻臨時有這種額外的工作出現時，她總是以完成他人拜託的事情為優先，讓我難免有點小埋怨。

後來，我終於知道她的善良，從何而來。

大學二年級的暑假，我追著她到台北去，整個暑假就在台北工讀，常找機會去素梅家拜訪。她的家在台北市的心臟地帶，離總統府不遠，這下子才發現，她家很大，不是空間大，而是她父母的心很大，

不論是親戚、朋友、親戚的親戚、親戚的朋友，只要走進這個家，就是家人。

素梅的姑姑因為嫁到德國，不放心留下寡居的婆婆一人在台灣，於是爸媽將婆婆接到家裡來住；她的叔公因為跟兒媳處不好，也搬來她家裡住；阿嬷的妹妹因為失智、乏人照顧，也在她家住……熱熱鬧鬧的一大家子人聚在一起，各種複雜的親戚稱謂，常讓我丈二金剛摸不著頭緒，但他們張開雙臂迎接所有人。她說小學時在社會課學到親戚的稱謂，因為同學們生長在小家庭居多，很多人搞不清楚親戚之間的關係，對她來說，這太簡單了。因為平日就有許多親戚往來，不論長輩或平輩，總要正確的稱呼問安，所以一點都沒有困擾。

我觀察到她爸媽對這些親戚都是那麼真誠、那麼熱情，真的像是一家人。照顧老人家應該是很辛苦的事情，可是她媽媽人前人後，臉上一直都掛著溫暖的笑容在招呼著，甚至有時還可聽到她一邊工作一邊哼歌，這樣的肚量和胸懷讓我非常驚訝，也打從心裡佩服。素梅喜歡笑，也喜歡唱歌，我相信就是來自媽媽的遺傳。

因為我是素梅的成大同學，她媽媽也很熱情地歡迎我，留我下來吃飯；在餐桌上，她年邁的阿公還會用顫巍巍的手為我夾菜。偶而我會幫忙擦窗戶、桌子，幫忙做那些做不完的家事，不過一個暑假的時間，我們彷彿變成家人般熟悉。

大四那年，我帶素梅回雲林褒忠鄉的老家，眼前又是另一片風景。雖然地理上離台南不遠，但得轉兩三趟車。從褒忠鄉街上到鄉下的車子班次少，兩小時只有一班列車，素梅說不如用走的吧，結果我們走了一個多小時，途中還遇到下大雨，只好在鄉間路旁的農舍屋簷下躲雨。

她東張西望，好奇地欣賞著雲林鄉間的景致，可能是當時年紀輕，做什麼事都覺得新鮮有趣吧。

我爸爸看到我終於把大一時他見到的女孩帶回家，非常開心。我們家人口簡單，出身大家庭的素梅識大體，做事循規蹈矩，待人周到又體貼，一家人都很喜歡她。

結婚幾年後，我到台大電機系任教，素梅也跟著我一起北上，在新埔工專電機科教書，後來進入台大電算中心擔任程式設計師。因為她很能幹、做事有條理、不會拒絕人，在公家單位服務就成為特別辛苦的那個人。不管什麼事情她都接下且順利完成，結果主管和同事請她支援的工作愈來愈多，似乎永遠都做不完。

有時我在一旁看了覺得心疼又生氣，跟她說：「妳就不要答應啊！」

她只是皺著眉、為難地笑著：「但是，如果我不做，那該由誰來做？」

她這樣笑著說，我就拿她沒辦法了。

素梅是個總把事情往身上攬的「Yes Girl」，後來兩個小孩相繼出生，照顧他們的生活起居、就學，家中大大小小的事務以及雙方父母年歲漸長後的照料問題，全都成了她肩膀上的負擔。

令人意想不到的是，她這種寬大為懷的個性會在耳順之年，掀起一場人生的波濤。

06

為什麼是我？——當憂鬱症來敲門

素梅

你並不是因為做錯什麼才生病，別讓憂鬱症成為指責自己的理由。

當憂鬱症來敲門，人們第一個會想到的往往是：「為什麼是我？」身為一個過來人，我想說的是，得到憂鬱症絕對不是你的錯，就像人會得流行性感冒、腸胃發炎、甚至罹患惡性腫瘤，都是在不知不覺中悄悄發生的。問這個問題，只是為了找出心底的結並將它打開，幫助你更理解自己而已。精神科醫師告訴我，造成憂鬱症的原因不只一種，當生理因素、人格特質和壓力等因子重疊在一起的時候，就容易讓人承受不住而發病。

第一個，是生理因素。美國哥倫比亞大學醫學中心曾經追蹤三代家庭超過二十年，發現父母及祖父母都有憂鬱症的孩童中，有超過一半的孩童在成為青少年之前就被診斷出精神失調；也有很多研究資料顯示，罹患憂鬱症的父母，其小孩罹患憂鬱症的機率可能性較高，但並不代表憂鬱症一定會遺傳。

其次，是人格特質。像是容易壓抑情緒、做事認真拚命、責任感強烈、屬於完美主義者，也比較容易罹患憂鬱症。

「我的憂鬱症患者，很多都是大好人，」醫師告訴我：「他們往往個性溫和體貼、什麼事情都先替別人著想，甚至可以說是有點濫好人。」

另外，當有重大事件發生或生活型態產生變化，也容易引發憂鬱症。譬如升遷、失業、失戀、結婚、生育、事業失敗、新居落成、家庭衝突……發生在人生不同階段的事件，這些改變都有可能造成心理壓力，導致憂鬱。

我覺得，生活就像在爐子上燒開水，每個人都是一個水壺，能力愈強、心愈大，裝的水就愈多，而生活壓力就像底下點燃的火。如果水煮沸了、火未熄，大水壺從壺口「噗」地噴洩出來的水，就會氾濫成災。

有時我會想，如果我只是一個小水壺，是不是就不會發生這一切了？小水壺很容易裝滿，不時得倒一些出來，宣洩一下內在壓力，身心或許會比較健康。但那時候的我不明白這個道理，覺得自己只要夠努力，什麼事都可以辦得到。

我分析憂鬱症找上我的原因，或許從小生成的「Yes Girl」個性是關鍵之一；另一個原因，是生活中突如其來的壓力。

小時候，我父親跟朋友合夥開了一間化學工廠，主要生產各種農藥，由父親擔任董事長。隨著台北都會快速發展以及環保意識抬頭等因素，國內農藥生產管制漸漸變得嚴格，生意愈來愈困難。於是大家決議工廠停止運作，廠地租給倉儲業者使用，他們和承租人互相信賴，一直相安無事，溝通也很順暢，就這樣過了幾十年。

但是，隨著時間過去，原始股東逐漸凋零，公司股權由後人繼承移轉，原本只有四、五個人的股東，漸漸變成了七十幾人。因為公司已經沒有在執行業務，股東們都希望能夠清算結束這家公司，只是公司的廠房用地必須先賣出。

父親過世之後，由於我們家股份最多，股東們經常為廠房用地提出各種不同意見，可能因為我的脾氣好，大家覺得很適合調和各方意見，就推舉我為董事長。其中有幾個股東想要賣地，但礙於幾個接洽的買方提出的價格都無法符合股東期待而作罷。他們認為房地市場大好，應該大幅調高租金，但是卻又擔心，萬一工廠土地找到買主，承租人不願配合搬遷，因此要求將租約由三年一簽改為每年一簽，同時要求加上幾條針對承租方的罰則。

承租人之前跟父親已經合作幾十年了，非常講信用，租金從不遲繳，每年也依照合約，調漲一定幅度的租金，對於租約新增針對性罰則很有意見，也一度表達不願意再承租了。

租金是當時公司唯一的收入，我擔心對方如果不再承租，很難找到下個好房客，那麼，公司基本營運費用就沒有著落了。

這時候，我才發現身為董事長的我，即使不認同某些意見，也必須代表股東出面，和承租方進行交涉。我第一次出面協商時承租人對新增條款雖有意見，但可能是看在父執輩多年合作的情分上，仍然同意接受。部分股東覺得既然承租人肯讓步是一大契機，又提出了新的要求，一次又一次，每回開出的條件都不一樣。

我覺得承租人已經很配合我們，而有些股東只從己方利益設想，讓我很難說出口。但股東一再要求，甚至開始有流言傳出我們家和承租人有所勾結，這對於一向行事正直的我來說，是很大的侮辱。

公司租約的爭議每天都在吵，股東意見永遠都擺不平，對租戶的約束條件愈提愈多。租戶覺得多年的信賴關係被踩在腳底，也很不滿意。這讓我的心情很煩躁，根本無法從中協調，取得共識。

我好想找個人訴苦，可是，良基的政務工作很忙，回到家時常常已經累癱了，我不忍心再增添他的煩惱。

良基建議我聘人來幫忙，但我完全沒有頭緒。

他告訴我，董事長依法合情合理執行職務即可，不是什麼事都要讓所有人滿意。可是，我還是習慣將所有的委屈往肚子裡吞，總是希望能夠做到大家都滿意的地步。

姊姊素娥個性耿直，她說：「妳覺得不合理，就據理力爭啊！」

這個「爭」，對別人來說可能很簡單，可是這輩子極少和旁人爭辯的我，實在是凶不起來。

身負股東期待的我，需要做連自己也不認同的斡旋工作，壓力好大！我開始覺得不安，身心俱疲。

除了這件事之外，我還有其他的壓力源。

我們原本規畫良基退休後可以搬到台北市區，生活機能比較好，於是在信義區貸款買了一戶高齡的大樓住宅。住進去之前需要整修，良基工作很忙，我必須全權處理，但缺乏室內設計的專業知識，對裝修工程也沒有什麼概念，裝潢設計師提供了很多想法，希望我能做主。我很猶豫不決，因為一旦做了決定就無法回頭，擔心自己會做出錯誤的選擇。

我開始覺得害怕，好像漸漸變得不是從前那個行事果決的我了，總覺得別人家的設計比較理想，只是一味的不滿意，又講不出該怎麼做才好。等到開始正式施工之後，我又擔心施工材料是否不良？工法是否太粗糙？不斷懷疑自己的能力，也懷疑別人。

現在回想起來，那時的我已經有輕度憂鬱症狀了，覺得自己真是沒用，怎麼連這些小事都做不好？就算親友看過裝潢後的房子，誇讚很舒適、美觀，我還是覺得大家只是在安慰我而已。

慢慢地，我辦事的能力逐漸消失。

此外我又發現，每個月要繳那麼多銀行貸款，等良基退休後，我們的收入似乎不夠支付。

他非常信任我，從開始工作後，就把所有的收入都交給我。可是，萬一付不起貸款，我們不是沒地方住了嗎？我把這份擔心告訴良基，他覺得我是杞人憂天，說：「不要擔心，萬一真的撐不下去，我們就回雲林鄉下住。」

聽他這麼一說，我就更自責了。他辛苦工作了一輩子，我怎麼能夠把所有的財產都花光光？

良基身為政務官，財產不只要申報，還要交給信託管理。我想變賣一些股票來貼補房屋貸款，依規定需要向監察院申請，才能做各種異動。我很擔心財產申報是否有遺漏？我會不會害他因為財產申報有錯誤，而受到公眾質疑並被處分？

我的害怕不是空穴來風，有一天官邸連接到電腦的喇叭，竟然自己發出聲音，我非常驚慌，懷疑是不是有人在監聽。晚上良基回來後，我告訴他，他看看電腦，也覺得奇怪。隔天請部裡資訊處來重灌系統，可是，我還是覺得不對勁。

良基知道我喜歡彈琴，就把新店家中的電子琴搬來官邸，讓我沒事可以彈彈琴，放鬆一下心情。可是，我一打開開關，電子琴居然傳出類似收音機發出的聲音。

這架電子琴陪伴我二十多年，跟著我們搬了幾次家，從來沒有發生過這種事。我覺得似乎有股外界力量，一起住進這個房子。

裝潢房子、股東和租客之間的合約紛爭、申報公務人員財產、喇叭與電子琴的怪聲……所有煩惱的事情接踵而來，讓我日夜都很緊張，睡眠無法正常，排便也變得困難，卻不知該如何解套。

當憂鬱症來敲門，我的世界像是忽然熄了燈，不知道什麼時候才能見到光明。整個世界在我眼裡看來是如此絕望，甚至懷疑餘生都要在黑暗的深淵中度過。

07

馬里亞納海溝下的掙扎

素梅

我像是馬里亞納海溝裡的懶獸，被禁錮在一萬一千多公尺深的海底。漸漸地，失去跟真實世界的連結，卻彷彿打開了跟異世界的連結……

憂鬱症這個不速之客，某一天咚咚咚地敲起我的門，自顧自地闖進我的生活，然後不由分說，「砰」地關上門反鎖，把我跟它關在一起，隔絕在世界之外。

當時的我，像是一只破掉的沙漏，眼看著好多好多東西從我身上流失，包括自信、對他人的信賴、各種辦事的能力，全都慢慢漏光了，我只能眼睜睜看著這一切，卻無能為力。

過去我常自詡為「時間管理大師」，我不但能在預定時間內完成任何事，還比預期快的多。像是做菜，我打開冰箱瞄一眼，很快就能在心裡將食材組合出幾道菜色，而且成果一如預期；從新店家中開車回雲林老家，我不用導航系統預測，都能準時到達。更別說洗衣、打掃、管理家中財務……那些家事只要找出要領都能迅速完成，我總覺得順利完成是理所當然的事。

但是，現在我的行動力愈來愈差，每每快到用餐時間時就開始緊張。看著冰箱裡的食材，茫然沒有頭緒，只能努力搜索記憶，用從前的做菜方式試著再做一次。

從前我的工作效率很高，能純熟地兼顧爐子、燜燒鍋、烤箱，三十分鐘做出一桌好菜。但是，現在光是炒盤青菜就花了一個小時，糟糕的是，難看又難吃。然後，我又開始進入自責的迴圈，怎麼連基本的家事都做不好，讓家人吃那麼難吃的菜，自己真是沒用！

以往覺得輕而易舉的家務事我也不想做了，光是把衣服投入洗衣籃，就覺得煩；要用洗衣機，還要晾衣服，好累。

從前，一吃完飯我馬上刷牙，不知道現在為什麼那麼累，吃完飯頭就覺得很暈，只想躺在沙發上休息；不是想睡，就是累。我拖延上床時間，只是因為不想去洗澡，連想到洗澡這件事都覺得很累，總要拖到不得不做時才勉強去做；同時，又責怪自己怎麼那麼懶散，我的精神和活力到底跑到哪裡去了？

出門換裝穿個鞋，也要花上幾倍時間。動作變得很遲緩，明明已經預留準備時間，但是等我準備就緒時，已經超過十分鐘了，簡直像是個行將就木的老太婆。對於一直退化的自己，感到很厭煩。

生活中的一切都變得很慢、很累、很煩，腦子裡像有個電鑽子一直不斷地鑽，停不下來，全身總繃得很緊。我開始睡不著覺，很累很累，可是睡不著。就這樣過了一整個月，記憶力開始衰退、注意力不集中，判斷力也跟著失準。原本做決定一向迅速的我變得優柔寡斷，連穿什麼、吃什麼這種很簡單的事，也突然變得好難，覺得有股鋪天蓋地的壓力向我襲來。

接著，我的胃口也變差了。雖然用餐時間到了，卻完全沒有胃口，吃了幾口就放下筷子。

以往身心健康時，曾經覺得自己應該減肥了，但心情很輕鬆、快樂；現在因為憂鬱瘦下來，卻沒有成功減重的開心，只覺得自己像顆用鹽醃的梅子，乾燥皺縮了，很害怕看到鏡中的自己。

兩個孩子長大了，都不在身邊，良基的工作又很繁忙，每天下班回來都還在處理公事，我不能讓他操心。整晚因為睡不著而翻來覆去，一直都沒有跟他說，擔心自己在房間裡會干擾吵得他的睡眠不好，我坐在客廳裡，一整夜睜著眼直到天亮。

清晨，他看到我坐在客廳裡，問我怎麼那麼早起？被腦袋深處的電鑽鑽了一整夜的我終於忍不住了，輕聲說：「不是早起，這個月我一直沒辦法入睡。」他馬上嚇醒了，帶著我去看醫師。

醫師問診後，開了安眠藥跟抗憂鬱藥物給我。我怕良基擔心，在他眼前，我會硬撐著正常生活，但他一出門，我連偽裝都不需要，一整天癱在沙發上動不了；因為沒有胃口，中午常買個便利商店的飯糰就草草解決一餐。

這個世界還在如常運作，我卻像隔了一層厚厚的水膜遠遠望著，所有的畫面與聲響都離我很遙遠。我像一隻困在馬里亞納海溝裡的懶獸，每天一睜開眼，就感覺沉重的水壓，一整天只期待夜晚來臨，可以吃抗憂鬱劑跟安眠藥趕快睡著，因為只有睡著時不會感覺憂鬱，不會難過。

小兒子學平正規畫十月去日本自由行，他知道我有些不對勁，也知道我很喜歡日本，於是邀我一起去日本玩，換個環境，也散散心。可是，我卻擔心自己的失眠和不正常排便，會不會變成他旅行時的累贅。

在學平鼓勵下，我帶著擔憂的心，跟著他們一家人出發了。日本風景優美，但一路上為了照顧我，他們吃盡苦頭，所有的安排都要配合我行動遲緩的腳步和無法掌握的生理需求，破壞了遊玩的興致，我覺得很對不起他們。

我像是馬里亞納海溝裡的懶獸，被禁錮在一萬一千多公尺深的海底。漸漸地，失去跟真實世界的連結，卻彷彿打開了跟異世界的連結。

有一天，我在家裡左找右找，都找不到小孫女的健保卡。我一向對自己的收納整理很自豪，明明記得將那張健保卡，好好收在某個抽屜裡，它卻不見了！我實在想不出健保卡怎麼會不見，是有人拿走那張健保卡嗎？我趕緊跟良基說，他卻覺得很奇怪，其餘財物都好好的，怎麼會有人專偷健保卡？

折騰了一番，大兒子在海外視訊通話時跟我說：「上次回國時間太短，沒來得及幫女兒辦健保卡啊，她沒有健保卡。」

我一驚，跌坐在沙發上，那張健保卡的模樣還深印在我的腦海，但它根本不存在？是幻覺？一股深深的恐懼，從腳底蔓延至我的全身：「我，怎麼變成這樣？」

耳邊彷彿聽到誦經聲，難道這也是幻覺？直到打開家門，才確定那是真的，鄰居有一位長輩仙逝了。但我已經分不清現實與幻覺的界線，什麼是真的？什麼才是假的？如果連這些都分不清楚，我還能相信自己的判斷嗎？

看著我焦慮不堪，良基叫我把擔心的事情一一寫下來，可藉此釐清思緒，避免把所有事情都塞在腦袋裡。可是，我愈寫愈覺得自己怎麼這麼無能，不只沒幫上忙，還闖出那麼多的問題。

我自問，我是不是成為良基的負擔了？我覺得我配不上他，他能力那麼強，應該有更好的前程，他值得有更好的人陪著他，現在這樣子的我，是不是拖累他了？

哲學家叔本華說：「當一個人對活下去的恐懼超越對死亡的恐懼時，就會結束自己的生命。」那時候，腦袋裡像有兩個聲音在對我說話，一個自責的聲音說：「我已經變得不像自己了，會成為家人們的負擔，還不如趕快離開，讓他們好好過日子。」另一個理智的聲音卻說：「我有先生、有孩子、有孫女、有兄弟姊妹、有朋友，不能死，不能讓他們傷心啊！」

那段日子的我，就在這兩股力量之間拉扯著，直到我終於忍受不了痛苦的煎熬，爬過十六樓的欄杆。現在回想起來，當時也許是不想讓家人為我操心，也許是思緒混亂不知如何表達內心的感受，沒有讓家人知道我的問題有多嚴重，而讓自己孤身面對這種艱難的拉扯。

當憂鬱症最嚴重的時刻，我曾經想過各種解脫的方式，在前後陽台來回往下看了好幾次。今天的我很慶幸，我的解脫行動沒有成功。最後，終於能從絕望的馬里亞納海溝底艱難地游上來，請相信我，自殺是世上最危險惡劣的賭注，賠上的不只是你自己的生命，還有所有愛你的人，他們破碎的心，可能終生也修補不了。

憂鬱症檢查表

若過去兩星期曾出現以下所列九種症狀裡五種或以上，就可能被判定為憂鬱症。

生理症狀：

- 失眠或嗜睡
- 食欲與體重改變
- 反應變慢／激動
- 疲累

心理症狀：

- 一整天大部分時間都不開心

・對原本有興趣的事興趣缺缺
・覺得自己沒價值，或有罪惡感
・無法專注、決定事情
・有自殺意念，甚至計畫行動

※資料來源：DSM-5美國精神疾病診斷與統計手冊的憂鬱症狀診斷標準

08

伊是咱的寶貝

良基

每當我覺得挫折、沮喪時就對自己說：「我差點就要失去素梅了，但上天保佑，現在她還在我身邊。我已經很幸運了，沒有什麼是我不能承受的！」

當我從十六樓的高空中拉住素梅，心頭整個揪住，我幾乎要失去她了。

當我和飛奔趕來的小兒子學平，再度緊緊抱住被消防人員救下的她，我知道從那一刻起，我們的生活就完全不同了。

在十五樓接住素梅後，我倆還驚魂未定，警消建議我們將她送醫做完整檢查。陪著素梅坐上救護車，我緊緊地握著素梅的手，一邊安慰她，一邊心底感激地想著，這是老天爺給我的警告跟寬容，警告著我，沒有好好珍惜愛護，即便是親愛的家人，也可能瞬間天人永隔。感謝上蒼的寬容，讓我還有補救的機會，我對自己承諾，我一定會好好把握，盡到照顧太太的責任。

我大致知道素梅生病的原因，也深刻領悟唯有盡力解決所有壓力，才能幫助她盡快脫離險境。所以在醫師進行診療，希望家屬暫時避開時，我一刻也不敢耽擱，趕快在急診室外面打電話找律師、會計師，還有幾個親近的家屬討論，約定見面時間後，大家都表示很願意幫忙。

當醫師診療完畢請我們進去時，我們已經初步協商好，先把會對她造成壓力的事情想好對策，期待能立即紓解她的壓力。

急診室裡，素梅坐在病床上，臉色有點蒼白，應該是受到驚嚇了，反應顯得有些遲緩。但是，當醫師建議她應該立刻住院時，她很堅決地搖著頭說不要，她沒事了，她想馬上回家。

可是，我怎麼可能讓她回到高樓的房子，這樣我恐怕會一整夜都睡不著。不過，看到她央求的眼神，我說：「好，回家，我們回新店的家。」

就任科技部長前，我們住在新店山中，環境清幽，只是通車時間比較長。房子位在一樓，至少對現在情況而言最安全。但當我們搬到官舍後，已經有一段時間無人居住。小兒子學平很貼心，立刻趕回新店家打掃，同時把危險的刀具器械收起來，然後再一起接素梅回家。

回到家裡時已過午夜，靠著藥物以及驚嚇後的疲累，素梅很快昏睡，一夜無事。

第二天，我的機要祕書麗玲陪同律師、會計師陸續來家裡討論、探望素梅，大家都覺得她不似平常的模樣，木然地坐在那裡，不笑、不說話，對外界幾乎沒什麼反應。

醫師打電話來了解狀況，他認為這種狀況還是有點危險，強烈建議她立刻住院接受治療，但素梅一直不肯答應，直到跟她要好的國中同學幸娟也打電話來勸說，她才勉強點了頭。

一辦好住院手續，醫師就立刻前來看診。他向我們說明住在醫院的好處，一方面是讓醫師容易即時調整藥物的選擇及劑量，讓病人早點穩定下來；另一方面，則是建議我們能接受ECT治療，他認為這種療法可以即刻解決素梅現在的危險性。這種治療是以微小的電流誘發腦部痙攣，藉以改善精神症狀。以美國臨床試驗的結果來看，經過ECT治療的患者有八成自殺想法完全消失，尤其是針對藥物治療反應不佳的患者，約有六成使用ECT治療之後會明顯改善。

但是ECT治療也有副作用，就是短暫的認知障礙或失憶，也可能會有其他身體反應，包括肌肉痠痛、噁心、嘔吐等等。醫師跟我說，認知副作用很短暫，失憶只影響治療前一個月內對過去事件的記憶。其他認知副作用在治療結束一陣子後，都會慢慢回復。

我看著病榻上顯然已被壓力擊垮的素梅，心裡七上八下，拿不定主意。努力翻閱醫師給我參考的一些論文和醫學報導，也和就讀醫學院的學平商量。最後我們認為，目前最重要的就是要除去素梅的自殺想法。或許急病還需猛藥醫，我沒有辦法再一次承受在欄杆邊握著她的手，那種生死一瞬間的恐懼。

醫師安排的治療計畫中，ECT治療至少要做六次，效果比較好。因為兩天治療一次，所以安排住院兩週。患者在接受治療時，除了全身麻醉外，整個人還要以約束帶固定，只有右腳的大拇趾能夠活動。當電擊腦部時，醫師會觀察腳趾顫動情況決定電擊次數。

週一早上送素梅進去手術房開始治療，事後她告訴我，只感覺頭頂上有光，麻醉罩子從亮亮的地方下來，接著就什麼都不記得了。

隔天，學中從美國趕回來看媽媽，守在醫院裡，每次要去治療室前，素梅會緊抓著兒子的手，說：「可不可以不要做？」「我會不會電完之後，變成不一樣的人？你們就認不得我了？」

聽到這些話，我也有點心酸，內心難免懷疑自己是否真的幫她做了正確的決定。

我每天還得接受政務工作的鞭策，早晚才能趕到醫院探視，但這段時間精神反而放鬆一點，有人幫忙顧著素梅，至少不用再擔心受怕。那時她胃口不好，醫院供應的伙食她吃不完一整份，我們倆就分著吃，這樣也很親密。

為了掃除素梅心中的負面思維，並增強她的求生意志，我想到她平時喜歡聽音樂和唱歌，從歌單中找到〈伊是咱的寶貝〉這首歌曲，每天唱給她聽；她若有力氣，也會跟我一起合唱。我想用歌詞的涵義告訴她，她是我們最珍貴的寶貝，我們全家都愛她。

我希望上蒼聽到，也希望歌聲能印記到她的心裡。幸好做了這個努力，素梅康復後告訴我們，住院兩個星期的事情她沒什麼記憶，但卻記得我們一起唱的這首歌，記得我在呼喚她，這首歌也變成我倆現在最喜歡合唱的一首歌。它銘記著這段刻骨銘心的苦難，也提醒著我所做的承諾。

做完ECT治療出院後，一開始，素梅的確忘記了很多事，她常常猛敲自己的頭，很沮喪地埋怨：「我讀過的書、我看過的世界，全都消失了嗎？我的前半生豈不是白活了？」

當她這麼說的時候，我也會懊惱，當初讓她做ECT治療，到底是不是項錯誤的決定。而且，她每天還是要吃抗憂鬱的藥物，也許已經沒有解脫的念頭，但看起來就是一位活在自己世界、不言不語的憂鬱患者。

作為家屬，其實是很心疼的。面對未知的明天，素梅到底會不會好起來？我完全沒有把握。她出院後兩年間，天天都需要面對這樣的煎熬，而我常常提醒自己的就是，要「轉念」。

每當我覺得挫折、沮喪時就告訴自己：「我差點就要失去素梅了，但上天保佑，現在她還在我身邊。我已經很幸運了，沒有什麼是我不能承受的！」

我就是用這樣的信念撐過來的。

當我在陽台上拉回她的那一天起，我知道，我們的生活從此再也不一樣了。這段走向復原的日子不知道會多久，這條看似沒有盡頭的道路不知道有多遠。但太太還在，我要盡我的全力，牽著她的手，一起走下去。

09 最熟悉的陌生人

良基

憂鬱症危機不會那麼容易解除，要做好心理準備，這不只是一段時間的煎熬，也許將成為一輩子的奮戰。

心理學上有個叫做「樂觀偏誤」（optimism bias）的說法，是指人類的大腦天生傾向相信正面樂觀的事。心理學家做過一個實驗，讓兩百多個受測者想像未來會有什麼事發生在自己身上，結果發現大部分的人對「好事」發生在自己身上的推測都高於平均值，「壞事」卻低於平均值。

「樂觀偏誤」是人類大腦設下的陷阱，這就是為什麼我們常聽到：「我不會那麼衰吧？」「事情沒有那麼嚴重啦！」的原因。樂觀不是不好，但如果常讓樂觀偏誤的思維牽著鼻子走，會讓我們忽略身旁的危機。

我在大學課堂上教創新創業案例時也發現，太樂觀的創業者往往對困境衝擊的準備不足，無法面對突如其來的變化，撐不過危機；反而是設想過最惡劣的狀況，並且試著去面對的創業者，因為有了各種應變措施，比較能夠撐過眼前的難關。

之前我沒有正視憂鬱症的危險性，一直覺得應該沒有很嚴重吧！慢慢就會好了，沒想到差一點釀成人生中最恐怖的悲劇。所以，我不能讓自己再犯下「樂觀偏誤」的錯了。

二〇一九年十二月五日是我們的結婚紀念日，當時素梅已出院，我翻開她尋求解脫前寫的煩惱筆記本，仔細地、一條一條的看著，感受到她掙脫不了憂鬱的心痛和無奈，也痛心於自己如此無知和不夠體貼。

眼淚順著我的臉頰流下，心裡非常的自責。我不能再樂觀地假裝一切都會好起來，我必須要慎重地面對素梅的憂鬱症。

素梅住院期間，主治的廖士程醫師影印了一些有關憂鬱症治療的論文給我，我也自行上網查閱憂鬱症的資訊，特別是憂鬱症防治協會的網頁。我逐漸了解，我面對的不是普通的疾病，憂鬱症非常可怕，具有高度的危險性，必須要非常小心應對。從這些訊息中我也了解到，憂鬱症危機不會那麼容易解除，要做好心理準備，這不只是一段時間的煎熬，也許將成為一輩子的奮戰。

出院後的素梅，在我眼裡，外表完全一樣，沒有任何改變，身體裡面卻是住著一個我幾乎不認識的人。

原本的她會為一點小事就笑得前俯後仰，脾氣非常好的她，永遠都是善體人意，笑臉迎人。但出院後，她臉上幾乎沒有表情，不論我跟她說什麼，她只會回答：「對」、「好」、「隨便」，似乎對任何事情都意興闌珊，完全不在意，也提不起勁來。

素梅非常愛唱歌，除了固定參加合唱團活動外，做家事時，我也會聽到她哼哼唱唱；當我伏案工作聽到她的歌聲，總是覺得非常安心。但是憂鬱症讓她的大腦跟聲帶失去連結，無法發出歌聲，她也不再唱歌了。

從前喜歡看的電視影集、小說，對她來說都不再有吸引力，大部分時間只是木然地坐著。

原本的她不知道什麼是失眠，很容易入睡；現在，不靠安眠藥加上抗憂鬱藥，就不知道如何入眠。即便有這些藥物的協助，也常常是藥效一過，人就醒來，而且醒來後並沒有疲勞紓解的清爽，仍是一副頭腦鈍鈍的樣子。更麻煩的是，倚靠藥物的睡眠，似乎不像自然睡眠，可以讓身心恢復能量，她的身心狀況愈來愈糟糕，很多本來身體可以控制的自主能力，竟然一一出現了問題。

皮膚的基本觸覺不見了，她摸到瓦斯爐上的熱鍋不覺得燙，等眼睛看到手上又紅又腫的燙傷，才知道摸到熱爐了。她出門散步被蚊子叮得滿腳都是包，也不覺得癢。腳上常有瘀青，她卻不記得何時撞到的。

她的腦部對交感神經的控制力似乎不斷降低。這些事實讓她很恐懼，我看了也很憂心。

我自問：「如果她一輩子都不會痊癒，我該怎麼辦？」

答案是，結為夫妻就是一輩子的承諾，她曾經一路陪著我走過前半生的奮鬥歷程，接下來的下半生，就算她永遠都不會痊癒，我也會陪著她，讓她可以和我一起，平平安安地走到人生的盡頭。

我開始計畫未來的日子要怎麼過下去。

當時我仍在科技部任職，因為時間非常接近總統大選，我不希望讓內閣變動影響到選舉結果，打算計畫大選過後就立刻辭職，好好在家專心照顧素梅。

沒想到，大選一結束，緊接著是COVID-19疫情爆發，台灣社會一下子面臨了嚴峻的防疫挑戰，善用科技協助防疫是一等一的大事，在道義上，我無法在全民需要科技協助的關鍵時刻，驟然離開。

那段時間，我可以說是好幾頭蠟燭一起燒。不管是年底將屆，或是進入防疫期，政務工作都比平時要忙碌許多。我將自己的身心狀態做了切割，工作上盡力讓自己一切如常進行，每天上班就打開工作開關，把家裡的事都藏在心裡；下班就關掉工作模式，打開照顧開關，閱讀憂鬱症照護資料，陪著素梅吃藥、吃飯、散步，雖然心力交瘁，一心只想著，一定要把她救回來。

科技部很少人知道素梅的病況，唯有機要祕書麗玲明白我的難處。我無法再像之前一樣，從早上八點到晚上八點拚命工作了。我請秘書盡量將行程妥善安排，讓我可以準時下班，也盡量排除各種應酬，每晚下班後就馬上回家。

但是，平日白天怎麼辦？原本想要請看護支援，但是病中的素梅非常怕生，我也擔心她不適應跟陌生人相處，正在煩惱時，學中拜託了住在台南的親家母北上，白天陪伴素梅，下班後換我來守著她。若是晚上有排不開的應酬，我就拜託素梅的妹妹素芳下班後過來陪伴她。

憂鬱症患者的照護者，一定要懂得向外求援，不能自以為堅強，也不要擔心麻煩別人，盡量向外求援。這是一場可能看不見盡頭的馬拉松，你必須加強補給，每一隻伸出救援的手，都能幫助你再撐得更久一點，跑得再穩一點。

就這樣，靠著意志力和親戚、朋友、同仁的協助，終於撐到蔡英文總統連任。在五二〇就職典禮前，我也總算能公開說明自己的辭意。

當時，立法院、媒體朋友、行政院同事都不相信我真的會離開內閣，外界覺得我的仕途一片大好，正用盡全力驅動台灣科技業的發展，尤其是人工智慧（AI）的躍進，怎麼可能堅決辭去部長的職位呢？

事實上，我天天看著素梅在憂鬱症的藍色流沙裡掙扎，而我只能站在流沙坑旁心急如焚，用盡各種方法想要拉回她，卻束手無策；眼看著她一步步下陷，那種焦急與失落，是無以名狀的痛苦。

我的長官行政院長蘇貞昌在公布新內閣名單的前一天，還特別找我到辦公室懇談，問我真的不能留任嗎？我告訴蘇院長，在這種情形下，我無法用最佳戰力來為國家和社會做事，還是必須讓我離開才行。

「你一個人照顧太太，太辛苦了。」他嘆氣：「要不要找個專業的看護來照顧她？」

我搖搖頭說：「部長有很多人能當，但是我的太太，只有我能照顧。」

我很感謝蘇院長最終能玉成，讓我順利離開科技部長的職位。

內閣總辭之後，我歸建台大，立刻請了一年休假。回到家，我望著不哭不笑、日漸消瘦的素梅，握著她的手，說：「我回來了。」

原本能言善道的素梅已經很少說話了，她一臉怔怔的，無法表達情緒，只問我：「如果我一直好不起來，怎麼辦？」

「如果妳不會好也沒關係，我會永遠陪著妳。」我說。

是的，就算妳永遠不會好，我也會堅守當初攜手走向結婚禮堂時的承諾，永遠守護著妳，因為妳是我一輩子的寶貝。

10

我很痛苦，但是我不孤獨

環境不是我們能控制的，但要不要笑是自己可以決定的。

素梅

出院之後，雖然已經沒有自殺念頭，但我還是感覺自己像只沙漏，持續不斷地流失許多寶貴的東西。

我沒有辦法說話，只要一開口就思緒混亂，連把詞彙拼成一句像樣的話都很困難。就算只是一句很簡單的「好」，我也沒力氣說得大聲一點，以至於站在對面的人都會問：「啊？妳說什麼？」我便心生膽怯，除非必要，絕不開口。

我在台灣博物館擔任志工已有十五年的時間，我很喜歡這份導覽解說的工作，可是，我現在再也無法將原本熟悉的展覽內容流暢表達，於是跟館方請了長假。

從前我很愛閱讀，但是現在打開書本，明明每個字都看得懂，整串文字連在一起，就覺得頭暈；小小一段文字，我看了後面就忘了前面，努力了半天，視線還是停留在同一個段落，愈看頭腦愈昏沉，最後只好把書闔起來。

從前，我喜歡唱歌，在合唱團裡是女中音。但是出院之後，不知為何失去大腦和肌肉的順暢連結，無法控制發聲肌群，聲帶無力，歌聲變得像是壞掉的提琴，只能發出刮擦刺耳的聲音。

從前，我每週最期盼合唱團練唱時間到來，現在因為發不出聲，怕上台會影響團隊的演出，只好離隊退團。

我曾經在社區大學的藝術歌曲班上過好幾年的課，也有一群喜歡藝術歌曲的好姊妹。每週五上三小時的課，和她們一起哼哼唱唱各國的藝術歌曲，是十分愉悅的享受。但是，如今的我已經感受不到歌唱的快樂，只覺得煩躁，只好黯然停止社大的課。

從前，我很喜歡跳排舞（Line Dance），什麼舞步都認真學習，跳得滿身汗，覺得好快樂。可是，現在我連很簡單的基本舞步都會弄錯，更無法記住舞序。我退出了最愛的排舞班。

從前，我喜歡做菜，韓劇《大長今》裡，宮廷御膳廚房的韓尚宮說自己能「看到食物的顏色」，所以製作出來的食餚色香味俱全。我當時很得意地告訴家人，我也可以「看到食物的顏色」，只要打開冰箱，就能想像食物搭配後的顏色和香味，親友來訪時，我總能及時做出一桌讓大家誇讚的好菜。

現在，我的腦袋和動作都變得好遲緩，幸好親友體諒生病的我，鼓勵我不想做菜就多休息，小姑夫婦來探望我，變成他們準備食材煮給我吃。良基也因此成為煮冷凍水餃專家。從前，我的胃口很好，吃什麼都覺得美味。現在吃什麼都沒胃口，我的體重直線下降，三個月內體重掉了十二公斤。減重曾經是我的期待，現在卻像是生命力正在被抽乾了。

就連以前最期待每天跟遠在美國的孫女視訊聊天，因為不知道該怎麼和她們對話，腦袋一片空白，又笑不出來，怕小孫女們察覺不對勁，連跟她們說話都變成一種壓力，只想趕快結束通話，覺得自己連開心的能力都喪失了。

「我怎麼會變成這樣呢？」我應該要哭才對，良基在一旁焦急地說：「妳想哭就哭出來呀，哭出來會好一點！」

但我的情緒雖然處在低潮，卻一滴眼淚也擠不出來。我彷彿被迫戴上面具，沒有表情，沒有喜怒哀樂，什麼都沒有了。

我看到的世界是灰色的。這不只是個形容詞，我那時的雙眼就像戴著灰色濾鏡，看出去的所有景象都是灰撲撲的，沒有生氣、沒有色彩，和我的心情一樣。

我害怕面對旁人，在人群中總會感到手足無措，又沒有力氣閃躲。只有面對親人時可以自在一點，但也沒辦法講什麼話。首當其衝的就是良基，他挖空心思找話題和我說，但我只能回答「好」、「隨便」、「都可以」。

雖然我說不出口，其實心裡無時無刻不在害怕：怎麼辦？怎麼辦？我怎麼變成這樣，好像永遠也好不了。

素芳妹妹來陪我時，看到我對外界毫無反應，判若兩人，她也好擔心，問我：「是不是妳的感官被藥物壓抑住了，可以不要吃藥嗎？問問醫師可以不要吃藥嗎？」

的確，吃了藥之後就像全身被一個凝膠做的金鐘罩給包圍了，外界的景象、聲音都像隔了一層怪異的介質傳來，不真實，也不清晰。

我問了醫師，他的說法是，剛開始吃精神科的藥物常常會有這種現象，服藥時間長一些，這些感覺會漸漸消失。至於藥物的作用是支持我的情緒，讓情緒能維持在一個適當的範圍內，不會像當初想要解脫時一樣，盪到谷底。

經常覺得一陣難受，良基問我怎麼了？我想了老半天，只能吐出一句：「我好難受」，但是什麼樣的難受，我卻說不出來。

不是我不想說，而是頭腦卡得死死的，無法形容如何難過。

他看著我難受也束手無策，良基原是解決問題的高手，能做的都盡力做了，還是沒有辦法把我拉上來。

他嘗試用看過的書中故事，激勵深陷在憂鬱流沙裡的我。他說，在《迷霧之子》這本書中，主角是一群覺得沒有希望，卻還是想要對抗統治世界已超過一千年的統御主。領導反抗團體的人叫做凱西爾，他和太太曾被關在號稱沒人能逃出的晶體礦坑，雙手布滿被晶體割傷的恐怖傷痕。最後他的太太死在礦坑裡，他卻奮力逃出礦坑監獄，並開始領導可憐的司卡人展開從來沒有人成功過的抗暴行動。

凱西爾的團體雖然一直都處在勉強掙扎、完全看不到任何成功希望的狀況，但是，凱西爾無論碰到任何挫折，永遠都是笑著：「笑是我對統御主的反抗，他可以奪走我最愛的人，他可以奪走我的生命，可是他奪不走我的笑容。」雖然凱西爾最終還是死在統御主手中，可是他是帶著笑容死去。

因為他帶著笑臉死去的那一幕太震撼，終於喚醒人們強烈的反抗能量，推翻了統御主。

「笑容是我們能擁有的自由。」良基說。

面對著愁眉苦臉的我，他總能笑著跟我說東說西，閒話家常。我問他，為什麼在這麼低氣壓的家裡還能夠對我露出笑臉？他說：「不然能怎麼樣？環境不是我能控制的，但要不要笑是自己可以決定的。」他要我就算臉上笑不出來，也要在心中設法笑，讓正面能量從內心滋長出來，抗拒各種負面能量。

於是，努力笑也成了我的日常。

良基為了我的病，毅然決定離開部長職位，並決定提前自台大退休。我明白他是個事業心很重的人，卻當機立斷、放下一切來照顧我，讓我非常感激。

但那時我也會自責，自己是否終究還是成了煩惱筆記本上寫的：「現在的我，已經成為良基人生中的負擔。」

「如果，我永遠……不會好，怎麼辦？」我拼湊了很久，才能完整說出這一句話。他毫不以為意，先是安慰我：「不會永遠這樣的。」接著他想了想，又說：「就算不會好也沒關係，我會永遠陪著妳。」

那時，原本感覺自己像個沙漏，自信、能力、安全感……都不斷從我身上流逝，但神奇的是，他這句話就像是強而有力的一隻手，止住了我不斷流失的安全感，平息我內心的焦慮。

是啊，我很痛苦，但是我不孤獨。我還有始終守護著我的丈夫、惦記著我的親人和朋友，以及就算我不吭聲也在電腦那端嘰嘰呱呱說個不停的小孫女。

當憂鬱症來敲門，或許我真有不幸；但是只要願意抬起頭看看天空就會發現，我是活著的，我是幸福的。
不要急，慢慢來，他們都願意給我時間，陪伴著我，等著我康復。

11 我的重生派對

素梅

孩子雖然長大了、結婚了，還是跟父母的心緊緊繫在一起，就算不用言語，也能互相理解。

「去年的這時，在許多的平行宇宙裡，有一個叫王素梅的人死了，人生裡背負著愈來愈多困難無解的矛盾，讓她草草收尾了這條大河，像是作家煩惱地揉掉一頁愈寫愈僵的腳本……但在這個宇宙中，王素梅卻活了下來，像個孩子一樣脆弱，重新誕生到這個世界。」

在我打算從十六樓躍下的整整一年後，小兒子學平寫給我這封信。那天，他為我舉辦了一場「重生週歲慶生派對」。

學平帶我們夫妻到台中新社花海遊憩區旅遊，當晚我們入住他細心安排的沐漁書房民宿，主人張小姐也曾經深陷憂鬱症，後來痊癒了，跟我們分享自己的痊癒過程。

晚上在民宿庭院，學平打開筆電，螢幕上出現的是遠在美國的大兒子學中，原來兄弟倆設計了一個特別的派對。我們相隔千里卻一起唱著歌，歡慶我的「重生」。

學平說：「我們親眼見證一段矛盾生命的終結，又見證了媽媽的浴火重生。」

他們不避談「那一天」，就像從不避談我的病，很正面地將那一天當作我的「重生日」，我心底很感動。那天晚上，每個人都輪流說了一些話，但是輪到我的時候，因為大腦還沒有完全痊癒，不太能夠表達心中的許多感受，躊躇半晌，我只說了句「謝謝」。

我的兩個兒子，大兒子學中冷靜自持溫柔，小兒子學平活潑靈動奔放，兩個人相差六歲，個性南轅北轍，卻是彼此最好的搭檔。學平從小就古靈精怪，總是讓老師很頭痛，讀小學一年級時，老師還要我帶他去醫院檢查是否患有「注意力不足過動症」（ADHD，Attention Deficit Hyperactivity Disorder）的問題，顯然學平需要較多的關懷照顧，於是我決定辭去工作陪伴他成長。

父母總有對孩子無計可施的時候，拿學平沒輒的時候，我會請學中出馬。此時，溫柔穩重的學中會把弟弟帶到書房裡關上門，我不知道他們之間怎麼溝通，但是過了半個小時或一個小時，兄弟倆一起走出來，原本憤怒不滿的學平像是被收服了，乖乖去做自己該做的事。

即使兩兄弟都長大了，各自成家，學中在美國、學平留在台灣，他們還是常常透過網路聊天，對於生命中的各種難題也能相互扶持面對。

我被緊急送醫那天，良基陪著我坐救護車到醫院，學平立刻撥了電話給遠在美國的哥哥，哽咽了半天，過了好久才擠出一句：「媽跳樓了。」學中問清楚狀況，立刻請了假，從波士頓趕回台灣。由於臨時買不到直飛的班機，他轉機飛過了好幾個城市，見到我的時候，已經是兩天後了。

我住院的兩個禮拜，學中都住在醫院裡，沒有離開過。學平則是白天工作，晚上過來輪值夜班，讓爸爸跟哥哥能好好睡一覺。

兩個兒子決議要解決我的壓力源，知道主要導火線是來自家族事業的處理、政務官申報財產的問題，還有新購老房子的裝修後，因為爸爸的政務工作仍然很忙，他們便立刻扛了下來，包括跟長輩們協商開股東大會，找律師和會計師處理，跟設計師討論裝潢細節，四處奔走，想要替我分憂。

那時學中剛過三十歲、學平才二十幾歲，卻彷彿一夕之間長大了。

在一旁束手無策的我，看著孩子們扛下責任，其實很心疼。那時雖然已經不會想要輕生，還是常常覺得自己成為家人的負擔。

「媽媽，妳別這麼想，我覺得我們學了很多。」學中很正面思考，他告訴我：「我們兄弟倆會一起面對，我很珍惜這種兄弟同心的感覺。」

「如果妳突然離開，那個陰影才真正是我們一輩子擺脫不了的負擔。」學平則回應：「如果我們再也沒辦法接觸妳、聯繫妳，這輩子連削弱那道陰霾的機會也沒有，妳想想，那有多恐怖！」

站在他們的角度想，的確是如此。罹患憂鬱症的人常常因為失去某些能力，從原本擅長照顧別人，變成得依賴別人照顧，想要減輕周遭親友的負擔，「不如離開這個世界」的念頭也油然而生。然而，這種「貼心」卻意外變成「狠心」，成為家人一輩子的傷痕。

我想告訴憂友們的是，當你覺得生命好沉重、好複雜、好難解，不如就放手讓身邊的人幫忙吧！他們的愛一直都在，只是在忙碌的生活裡，你或許忽略了。過去的你太能幹，現在不妨讓別人幫忙你；有人寧可用盡心力保護你，也絕對不願意你離開。

我跟良基是在他讀博士班時結婚，當他獲得博士學位後去服兵役，那時學中才三歲。我還記得到了晚上，學中常常拿著一支小棍子在家裡走來走去，我問他在做什麼，他回答：「爸爸不在家，我要保護妳。」

他還那麼小，就說要保護媽媽。

孩子長大之後，在台灣、美國兩地各自發展。有一年，良基的工作很忙也很疲累，在他生日前的某天，我們剛起床就聽到電鈴聲響，一開門，很驚訝地見到門外站著從美國風塵僕僕地趕回來的學中夫妻，以及扛著吉他、一臉狡黠笑容的學平。

「怎麼回來了？」我們還來不及問清楚，便被三個年輕人帶到客廳沙發坐下。接著，學平彈起吉他，一向很少開口唱歌的學中跟弟弟唱起了合音。

原來兩兄弟為了給辛苦的爸爸打氣和驚喜，不動聲色地回家。他們前陣子天天靠著電腦遠端苦練，想獻給爸爸一個特別的生日禮物。他們唱的是蘇打綠的〈小時候〉：

「長大後，我們的存在像塵埃，我們的距離被拉開，有時相處很難，想很多、話很短……我要長成你的翅膀，我要拂去你的滄桑，我忘了說心裡面的願望，始終是要你的肯定啊……」

他們一邊唱，我跟良基的淚水一直流，看到孩子雖然長大了、結婚了，還是跟父母的心緊緊繫在一起，就算不用言語也能互相理解，那天我們用掉好多衛生紙。

是的，當你深陷在生命中沉重的流沙中，不要一直看著腳下，覺得絕望。要注視的是身邊那些關愛你的人，他們很願意長成你的翅膀，他們也願意拂去你的滄桑。

12

照顧者的勇氣

良基

對照顧者來說，日復一日，每天都是新的考驗。

我在台大教授創新創業課程時，曾經要求學生研讀《從A到A+》這本書，這本書裡提到成功者面對艱困情況時的二元心理，作者詹姆·柯林斯（Jim Collins）把這種心理現象稱之為「史托克戴爾弔詭」（The Stockdale Paradox）。因為這個案例很特別，我一直謹記在心。史托克戴爾是美國海軍上將，越戰時被俘虜，囚禁長達八年，在營中遭受二十多次的酷刑，受盡折磨。身為戰俘營中官階最高的軍官，他得照顧其他同僚，讓他們不至於精神崩潰而能設法存活下來，而他堅持到最後，終於脫困。

後來，柯林斯訪問史托克戴爾時，有一段對話很發人深省：

「（戰俘中）哪種人通常無法堅持到最後？」

「樂天派。」

「為什麼？」

「樂天派的人會說：『聖誕節以前，我們就會被釋放。』結果，聖誕節來臨了，聖誕節又過去了。然後他們又說：『復活節以前，我們一定會脫困。』結果，復活節也過去了。然後聖誕節又來了、復活節又來了……最後，一次次的失望讓他們抑鬱而終。

「我從這些經驗中學到了一個很重要的教訓：一定要相信自己能獲得最後的勝利，絕對不可以喪失信心。但同時，也必須很有紀律，不管眼前的現實多麼殘酷，都必須勇敢面對，千萬不要把對未來的信心和面對現實的紀律混為一談。」

柯林斯在書中一再強調這句話：「不管遭遇多大的困難，都要相信自己一定能獲得最後的勝利；不管眼前的現實多麼殘酷，都要勇敢面對。」《從A到A⁺》書中分享的成功企業，大多是一方面能勇於接受殘酷環境或商場現實，但另一方面，殘酷的現實絲毫沒有動搖他們對未來的信心。

對照素梅出院後的身心狀況，我知道，我必須勇敢面對未來，以及每一天殘酷的現實考驗。而這樣的心理建設，幫助我度過往後陪伴、照顧素梅的數百個艱辛日子。

我努力收集包括憂鬱症防治協會上面所記載「如何協助患者走出憂鬱幽谷」的各種建議，也仔細記錄哪些做法對病人來說是好的。像是所有資料都提到曬太陽、運動、讓病人的環境有安心舒服的感覺，並維持穩定性等。

在學校教書多年的經驗，讓我很習慣依照每週的課表行事，平常也會這樣安排工作計畫。所以，幫助素梅重建生活的第一步，是想辦法建立日常紀律，就像排課表一樣，我把大家覺得有益的活動，週期性地安排在日程裡。

我是農家出身，深知就像下田一樣，把每天的農活排好、照表操課是基本功，一旦季節到了，自然會有好的收成。

只是，面對憂鬱症的「農活」應該排什麼，一開始我也不知道，只能不斷嘗試，找尋答案。

書上說，規律運動有助於改善憂鬱症。正好素梅的好朋友幸娟在健身房運動多年，她主動帶著素梅去同一間健身房，上一些體能課程，讓我很放心。

我們從年輕時就喜歡打球，學生時代打排球、羽球、桌球，近年來開始學習打高爾夫球，從各種球類運動中得到很大的樂趣。

但是病後的素梅，她的大腦的肢體協調功能似乎退化了，打起羽球來，接球總是慢半拍，而且很害怕球朝她飛來，每次揮拍時拍面總來不及擺正，就忙著閃躲。

因為缺乏信心，她不敢單打，只能跟我搭檔，看著我四處救球，又覺得拖累了我，漸漸地也不想打了。

原本素梅的高爾夫球打得不錯，但是病後連揮桿的基本動作都走樣，經常揮桿打不到球，連桿弟都忍不住建議她調整姿勢，讓她更失望、感到氣餒，打一場球就像做了半天的苦工似的。

我帶她去打桌球，奇妙的是，只有對桌球，她可以如從前般地開球、接球、殺球，動作俐落有力，完全沒有任何退化的跡象，連她自己都很驚訝。我趕緊把桌球盡可能排成固定行程，像上體育課一樣，讓她定期活動肢體、抵抗大腦退化。那時候，每週兩三次的桌球時間，是我倆最快樂的時光。

人的大腦真的很奧妙，如果你身邊的病友也正受自律神經失調所苦，無法做生病前熱愛的運動，不妨多試試幾種運動，或許會有新的發現。

書上也提到，旅遊可以改善憂鬱症，因為短暫改變四周環境，可以給大腦帶來新的認知刺激，而旅行所伴隨的大量步行，也能增加運動量。

於是，我積極安排了從南到北、拜訪親友的行程。事前，我會先將素梅的情形知會親友，拜託大家幫忙，希望能透過較多的人際互動和溝通，讓她的大腦恢復正常運作。

但她光是想到要與人相處就有壓力，見到親友時又無法開口，也擔心自己不言不笑會讓氣氛變得尷尬。雖然嘴上沒說，但我看得出來她不喜歡，只是沈默而六神無主地跟著我全台灣趴趴走。

唯一例外的一次，是我們到高雄拜訪我二姊。素梅坐在姊姊的雙胞胎孫女旁邊，或許是童言童語打開了語言開關，她居然跟雙胞胎說話了。

連姊姊也驚訝地說：「要不要帶雙胞胎去台北住一陣子？她們可以陪梅子聊天。」

我連說不用了，嘴上卻忍不住笑意，就像意外地找回了失去已久的寶物。

我積極替素梅安排各種活動，希望能刺激活化她的腦神經，就這樣，她的情況時好時壞，我不斷嘗試、失敗、再嘗試，一面從中觀察。

因為已經做了最壞的打算，即使面對失敗，我也毫不氣餒。只要有任何一點好轉的跡象，我都視若珍寶；任何能讓她的病情好轉的機會，我都不放過。

每年教師節前後，我曾指導過的學生會自動發起聚會，召集所有的畢業生前來。內閣總辭的四個月後就是教師節，那次有將近一百人出席。以往在聚會中，我照例會給大家鼓勵，並期勉他們不斷前進，將自己在學校實驗室裡所學的，為社會做出貢獻。

那一年，我知道必須勇敢地跟學生說明，讓學生知道老師需要大家的協助。

致詞的時候，我坦誠地說：「各位同學，師母已經患嚴重憂鬱症一年了。我用盡各種方法，還是沒有辦法讓她好轉。雖然我們有信念可以痊癒，但是不知道該怎麼做。如果大家想到任何好方法，請告訴我，我需要你們的幫忙！」

這是我第一次公開對外界說出素梅的病況。學生們大概是被這番簡潔的告白震懾了，一開始鴉雀無聲；不過，很快就有不少同學回應：「第一次聽到老師請我們幫忙。」「老師，我們會盡力！」「老師，我認識一個針灸師……」「老師，要不要試試宗教，宗教的力量很大……」

我一向認為憂鬱症並不可恥，它就是大腦生病了，跟身體的心臟、肝腎，任何器官生病一樣。當你的親友生病了，你希望他能痊癒，自然會四處求醫。同學們都很熱心，盡其所能提出協助，有的介紹能量療法，有的介紹針灸師給我。

在新竹交大任教的黃聖傑動作很快，隔週立刻陪著他熟識的中醫師來家裡幫師母把脈診療，開一些中藥方協助她補氣安神。中醫師建議試試針灸，發現有點效果後，每週定期來我家為素梅針灸。

在聯發科工作的黃毓文，也貢獻了讓自身手術快速復原的武器，送了三種不同廠牌的雞精，說可以補充師母的元氣。

我嘗試了以後，就直接跟廠商訂了整年份的雞精，每天清晨素梅一起床，就先熱一碗給她喝，讓她感受到被照顧的溫暖。

遠在花蓮任教的美娟，更親自跑來台北，帶我們去看她最信任的醫師，非常窩心。住家離我們很近的勁煒知道師母胃口不好，費心尋找特別的美食餐廳，不定期邀我們出去走走及嘗鮮。家在雲林的佳霖和琮翔夫妻，貼心地幫我們安排欣賞精緻音樂沙龍的雲林之旅，並搭配夫妻倆親自下廚的牛排大餐。

還有其他同學們熱心地提供各種協助，光是知道有人這麼努力協助我們，心中就充塞了滿滿的正能量。

當我和素梅坐困愁城，往前望去，四周一片茫茫然，似乎看不到康復之路的盡頭之際，每一個善意的舉動，都是幫助我們摸索著、一步步向前的動力。

有時候，望著眼前不言不語的妻子，木然的神情就像陌生人，內心難過得猶如刀割。

就連有科學背景的我，也不禁懷疑：是否有股神祕的超自然力量？她是不是被附身了？我從小在鄉下長大，隨著爸媽信仰佛道，覺得是很大的安定力量。素梅從小並沒有任何宗教信仰，我心想，如果能有宗教信仰帶來精神寄託，說不定她的情緒可以比較穩定。

我告訴她：「只要妳有感應，任何信仰都好，我一定支持妳到底。」所以我也帶她去法鼓山、去教堂、去花蓮慈濟，期待透過宗教力量幫助她。而素梅國中的導師范老師多年來潛心佛學，也經常傳遞自己的心得鼓勵她。

深藍色的憂鬱流沙，將我愛的人深深困住了。身為照顧者的我站在流沙坑邊，不斷想方設法，一步步將她拉出來。

我知道，終有一天能將她救出來。但我也知道，必須步步為營，小心翼翼、不疾不徐地拉著她。就像跑馬拉松長跑，每一段的配速都很重要，每一分力氣都要用在對的腳步上。

雖然這樣努力著，還是沒有看到效果，而素梅的身體機能還在持續不斷退化，手腳居然開始出現麻痺現象。我又趕緊詢問醫師跟查詢資料，聽說適當的刺激可以延緩退化、活化身體機能，於是有一天睡覺前，我試著幫她按摩足部，輕敲她腳底的每個部位，連續幾天後，她跟我說好像不那麼麻了。於是每天睡前，我又排進全身經絡按摩的課程。

我看了新聞報導提到隨著年紀增長，有可能因為肌少症而出現手腳麻痺症狀，就將她原本的健身房活動，增強為請個人教練指導重量訓練。

就這樣，因為那時素梅不太能表達，我只能靠著小心翼翼地觀察、試驗，不斷微調作法。感覺她好像喜歡的課程，分量稍微加重加多，覺得她不喜歡的課程，就設法調整減少。

那時的我就像是陷入「史托克戴爾弔詭」，對素梅的康復，有絕對的信心。但是，我每天也都要很用力地提醒自己，最壞的情形也許還沒到，接下來我可能要面對更嚴苛的狀況。我要堅強，在素梅沒有完全痊癒前，我必須接受艱困又殘酷的現實。

過了快一年的時間，有一天早上起床，素梅告訴我，她昨晚夢到自己痊癒了，在夢裡她非常開心，雖然醒來後，她發現並沒有這種奇蹟出現，身心仍是一樣的渾沌和疲憊。但我卻非常興奮，認為這正是她往康復路上前行的徵兆。

卡內基美隆大學的蘭迪．鮑許（Randy Pausch）教授，在他很有名的一堂課，也是他四十七歲英年過世前的最後一次演講中說過：「追求夢想的途中，一定會有一些磚牆阻礙著我們。磚牆的存在，是為了阻止那些對夢想不夠渴望的人，所以磚牆障礙的存在是有其原因的，它讓我們有機會展現，自己到底有多渴望想要達成這個夢想。」

對我而言，此生最重要的夢想，就是讓素梅能健康地跟我相守一生。在這個心願達成之前，所有考驗我都能勇敢面對，所有的苦難我都願意承擔。

13

善念的循環

良基

人生的各種經歷都是有意義的。無論是快樂、痛苦、善意、危機……它們就像是一顆顆不同材質的珠寶，散落在你奮鬥的人生途中。

二〇〇四年，我曾借調到工研院擔任電子所所長兩年的時間，比較少跟學生相處。等到我調回台大後，發現學生們變得有點不一樣了。

有一天當我匆匆忙忙走進系館，看到有個同學一臉沮喪，站在電梯門口。電梯來了，我走進電梯，問他：「要上樓嗎？」他卻仍低著頭，完全沒有反應。

等到我忙完，坐電梯下樓，看到他還站在那裡。那天我特別忙，進出系館好幾趟，就看到那個學生一整天都一動不動地站在那裡，不是在等電梯、不是在等人，或許，他在等自己。

雖然手上事情很多，但我感覺這件事不對勁，趕緊請系辦公室的同仁幫忙了解狀況。後來才聽同仁說起，這個學生似乎課業有問題，跟老師的溝通也出了狀況，情緒很受影響，他可能不知道該怎麼面對、解決，也不知道如何求助，只能苦苦站在那裡一整天。

那一天的情景，對我來說非常震撼。台大電機系一向是台灣理工科系學生的第一志願，也是許多父母親心目中期待子弟能順利擠進的窄門。回想我自己大學聯考時因為失誤，還沒有辦法順利考進台大電機系。兩相對比，可以想像考上台大電機系的每一位學生，心中是何等的喜悅，而父母又是如何驕傲。

昨日魚躍龍門、意氣風發的學生，今天卻無助失神地站在電梯口，我心裡萬分不捨，也有一些不安。我覺得家長們將寶貝孩子送來學習，必定是對教育充滿期待，身為老師，我們應該做點事來幫助學生。

有一年，我去北京清華大學訪問時，跟電機系教授們聊起學生在校學習的情形。教授告訴我，他們常常要處理前幾名學生的情緒問題。因為不少學生原本都是來自各省的狀元，但同一班裡終究只能有一個狀元，原本愈優秀的學生愈容易適應不良，人生勝利組反而很難應付意料之外的挫折。

這是多年前的事，然而我至今仍記憶猶新。從那時起，我就開始注意教導學生面對挫折的解方。我任教於台大三十多年，非常清楚這群在全台灣最高學府，集父母的驕傲、社會的期待於一身的孩子們，在光芒背後，其實承受了極高的壓力。

高中畢業之前，他們是各地學校的翹楚，但到了台大這個人才薈萃之處，總有人得排到後段。這可能是他們此生第一次面對挫折，但是學校裡開了很多專業知識的課程，卻沒有教他們如何面對挫折的課程。

有些同學因為一路上都很優秀，也會有「好學生症候群」：他們善於答題，卻不善於發問，認為自己必須要表現得很好，有任何問題只能往肚子裡吞。面對逆境，他們不懂該怎麼應對，不知能問誰，就更害怕了，結果變成惡性循環，總有一天會爆炸。

那個站在電梯口的同學，或許就是到了這個臨界點。我後來私下跟幾位教授及系辦同仁問起才知道，這位同學算是幸運的，他至少有表現出遇到困難的迷茫，因而能獲得旁人關心的詢問；他也懂得求助，解決了問題。但許多年來，也有沒那麼幸運的同學，找不到打開心結的辦法，離開了學校，甚至離開了自己的人生。這不但將成為父母親心中永遠的痛，對於國家社會而言，更是令人遺憾的損失！

我是一個老師，也是一個父親，很清楚父母將孩子辛辛苦苦栽培上了大學，背後是多少年的含辛茹苦；而我身為一個老師，更覺得除了專業知識之外，更應該在大學時期就協助學生們培養情緒管理、面對困境的能力，等到他們走出校園，才能面對社會上的各種挑戰。

但是該怎麼有系統地做下去？我想起借調到工研院的那兩年，與企業界頻繁接觸，再加上協助研究成果的技術移轉、創新創業，我跟業界工程師們也常一起工作，了解到原來許多公司在人力資源訓練上，都有面對逆境、培養情緒智商的課程。那些課程雖然不是電機專業領域，但工程師們都說，很有趣、很活潑。

我心想，說不定我可以將這樣的課程引進到學校來，在專業課程之外，也提升學生對挫折的容忍能力，我積極去拜訪業界名師及顧問公司，都得到正面回應；我找教授們討論可行性，他們也覺得值得嘗試。

顧問公司很快就協助我規畫了一系列的活力課程，我把整體課程命名為「3Q達人營」。

「３Ｑ達人營」是針對心理上的協助課程，所謂的「３Ｑ」就是指ＡＱ，逆境智商（Adversity Quotient）、ＥＱ，情緒智商（Emotional Quotient）、ＭＱ，道德智商（Moral Quotient）。這是現代社會很重要的能力，我希望能透過一系列課程設計，增加學生們與人溝通、團隊合作的能力，以及抗壓性。

開辦這個實驗課程的初心，是為了幫助情緒管理有困難的同學。但我也深知，許多情緒上遇到問題的學生，嚴重時連正常生活起居都有問題，怎麼可能主動來上課？因此，我又私下一個一個拜託教授，請他們優先鼓勵有情緒問題的導生來上課；擔心學生報名卻不來上課，我除了提供課程前後的精美餐點做為誘因，還設計了上課保證金，全程上完課後就退給學生。

這些課規畫在晚上和週末，總計三十六個小時。為了讓課程設計比較活潑，能夠與未來工作職場的情境接軌，我找到業界有口碑的講師出馬，算算光是講師及行政費用，就是一筆不小的開支。還好，我跟企業界的朋友談起，他們也覺得這件事很重要，願意捐款支持這個實驗方案，「3Q達人營」也就順利開課了。

在企業界朋友們的經費支持下，這個課程連續辦了三年。雖然每次募款都是一項苦差事，但活動結束後，我收到參加同學們的心得報告，逐一翻閱時，感覺到自己及時幫助了學生，非常欣慰。我還留存一些學生的課後心得，像是：

有位研究所學生寫道：「這個課程很棒，沒有冷場、互動性高。平常學生生活，多半以個體生活為主，修自己想修的課、過自己喜歡的生活，但總是沒什麼機會能與一個團體，處理一個具有共同目標的問題。學生往往缺乏人際關係、互助合作的能力，但在現實業界，這是最重視的一環！通過課程學習，讓我們更能了解面對不同的人、不同的情境，需使用何種方法去應對。」

一位電機系大三的學生寫著：「要改變習慣是很容易的，但要改變習慣讓它變成另一個習慣就有點難度了。改變可貴的地方就在於有想要改變的動機，這樣才是創新的原動力。而在大學的課程中，沒有教我們如何與人互動，透過這次上課真的學到了不少。」

一位研究生則說：「今天學到許多處理生命思考模式的新想法，而且這些想法不論在生活、思考、研究等各方面都很實用。我從小到大的教育強調的都是能力與知識教育，鮮少有機會參加如今天的心靈成長演講。社會的期待與畢業生的能力一直都不契合，我想缺少的就是這些面向的訓練和想法。」

規畫課程時，我是以一個台大電機系教授的角度，為電資領域學生的需要而規畫。但從學生的反應中，我驚覺很大比例的大學生，都應該要上類似這樣的訓練課程。當時我兼任台大副研發長，常跟三位長官開會，就找機會向學務長報告這個課程，並且強力推薦應該要放進新生的課程裡。

一開始學務長還不太有把握，不確定是否該推動這樣的規畫。我建議可以先對全校學生試開一兩個講座。沒想到，課程一推出根本是秒殺，當天就立馬被登記滿額，顯示學生們對這類面對逆境的課程需求很高。學務長反應很快，馬上規畫出台大新生書院，而這類課程就是新生書院的固定主力課程，我也就不用再費心募款推動「3Q達人營」了。

後來回憶起草創這段「3Q達人營」的心靈協助課程，我總形容自己「有點雞婆」，純粹只是基於為人師、為人父的心情，並沒想過有一天，我最親愛的家人會陷入心理問題的深淵。更沒想到，當時處理這類心靈教育的經驗，回饋給我很大的支撐能量。

在素梅深陷憂鬱流沙時，儘管她的恢復狀況很不理想，甚至於完全看不到走出流沙的跡象，但我的內心一直有很強大的正面信念。

支持我的信念，主要有兩個：第一，這對我而言是人生無法預料的逆境，我當初積極想訓練學生面對的就是未知的恐懼，我把告訴學生的話都記在心裡，我自己更要堅強面對。第二，我也對自己說，當初我這麼積極地協助同學，如果真的有幫到學生，這股善念的力量應該可以成就善的循環吧，我一定要堅強，等待那股善念的循環力量啟動。

就是這些信念，支撐著我度過陪伴素梅，那段彷彿看不見盡頭的漫漫長夜。

現在回頭想想，真的像是賈伯斯所說過的，人生的各種經歷都是有意義的。無論是快樂、痛苦、善意、危機……它們就像是一顆顆不同材質的珠寶，散落在你奮鬥的人生途中，被你一一拾起，總有一天會發現，你手上的珠寶，足以組成一條光彩奪目的「項鍊」。

14

那些令我又愛又恨的小丸子

素梅

我的生活，彷彿被這些小藥丸困住了。因為期待能痊癒，不得不每天依賴它們；但它們又帶來我許多的副作用跟擔憂，讓我又愛又恨。

打開藥包，拿出藥錠放進口中，配著水，吞下。想像著它在我身體裡頭發揮作用，我好希望它們能帶我遠離腦中一直無法停下來的電鑽、沉在深深海底的憂鬱，還有對外界事物愈來愈模糊的感覺。

一開始是因為失眠求醫，精神科醫師開了安眠藥跟抗憂鬱藥給我，告訴我這些藥有很多種，如果這種不適合我，可以再更換另一種。學理工的我覺得奇怪：不是說「對症下藥」嗎？怎麼有點像投石問路的感覺？

醫師解釋，大腦運作實在是太高深奧妙，只能根據患者的描述投藥，再依患者的反應調整藥方和劑量。

第一次，我拿到的安眠藥能讓我五分鐘內就睡著，所以看似是適合我的藥。但是，那種藥真是苦啊，就算我瞬間吞下，但它經過喉嚨時留下非常濃重的苦味，一直到早晨醒來都還留在嘴裡，不管我怎麼刷牙、喝水，那個苦味還是藏在喉嚨深處。

我不知道是否所有的安眠藥都這麼苦？因為我沒換過藥。但它也不是每次都奏效，如果我吃藥後五分鐘內沒睡著，就不再有作用了。當晚上睡不好時，很希望白天可以補眠，我問醫師可不可以給我白天吃的安眠藥。醫師說不行：「為了讓作息正常，白天不能吃安眠藥，否則晚上更容易失眠。」

使用安眠藥後的睡眠品質與自然入睡不同，自然入睡起床時會有充飽電力的滿足感；靠安眠藥入睡卻像是「昏迷」，一吃了藥我就盡早上床，感覺輕度的天旋地轉後就不省人事了。藥效過後醒來，會有一種空虛感，甚至因為心情憂鬱，得再多躺一個多小時才能勉強下床。

我擔心安眠藥成癮，一輩子都需要倚賴它，每天盯著它時心中總是猶豫：吃？還是不吃？

回診時醫師看出我的擔心，他安慰我：「這個安眠藥不會成癮，等妳的憂鬱症治好後，就不需要再吃了。」

但我還是擔心，所以跟醫師商量用藥減半，改成睡前半顆安眠藥，如果奏效，能有四小時不省人事；萬一沒有辦法入睡，那麼半夜兩點前可以補吃半顆，睡眠時間就足夠了。若是超過凌晨兩點就不能再吃，否則會影響白天的作息。

抗憂鬱用藥就沒有這麼順利了。我一整天都情緒低落，醫師診斷是腦的內分泌出狀況，通常是血清素或多巴胺不足。他先選擇血清素型用藥，我吃了兩週沒有起色，醫師幫我換另一種藥，但換過的藥真是嚇到我了。

因為沒有食欲，良基帶我上平常只有慶祝生日才捨得去的館子，但那天喝湯的時候像是喝汽油，吃菜的時候像是嚼橡皮筋，味覺和嗅覺都變了樣，那些原本愛吃的菜，味道全都不對，甚至讓我想吐。

良基趕緊跟醫師聯絡，醫師說：「這顆藥就暫停，精神科用藥種類很多，我們再試另一種。」每兩週回診時，他會看我的反應和回報，再決定是否換藥。我換了好多藥，有的吃了和沒吃差不多，有的反而會讓我身心下沉到更深。

我想起佛教裡提到的「針口鬼」，那段時間，我有一種陷入地獄當餓鬼的感覺，明明肚子餓得咕嚕咕嚕叫，身體發出呼喚：「好想吃東西」，但我的喉嚨只有針眼大，面對從前最愛的菜只有乾瞪眼、吃不下，最後只能打包帶回家。

不只是味覺，聽覺也變怪了。就像埋在深水裡，所有的聲音傳來，都隔了一層奇怪的介質，音色變鈍了，聽起來含含糊糊的。回診時請教醫師，他說確實很多人用藥初期都有這個狀況，過一陣子，這個現象會漸漸解除。

我的生活彷彿被這些小藥丸子困住了。因為期待能痊癒，不得不依賴它們；但它們又帶來許多的副作用跟擔憂，讓我又愛又恨。

雖然每次看診，醫師都耳提面命地說：「藥要持續吃，穩定吃喔。」但我已經失去耐性，很想自己偷偷減藥。

當時良基仍在科技部工作，他不允許我這麼做，怕有突發的危險。後來他離開工作崗位後，有一次我又愁眉苦臉地跟他說好想減藥，他看著我惶惶然的表情，說：「好吧，現在我可以整天在家看著妳，很安全。妳明天試著減藥看看。」

我先選定其中一顆抗憂鬱藥不吃，第二天感覺：「咦？好像沒有差別？」

於是繼續停吃這顆藥，一週後好像還可以，情緒沒有變好，也沒有更差，但是心底有種說不上來的感覺，覺得不太舒服，好像有什麼東西在我心裡翻來翻去。

良基問我：「怎麼個不舒服法？」我說不出來，只能將手平擺搖晃著，做出小船在水裡載沉載浮的樣子，就是這種感覺，很慌。我只好再把這顆藥吃回來，從此再也不自行減藥了。

我告訴自己：「這些藥確實有穩定情緒的作用，只是需要時間、需要時間、需要時間。」我換過幾種血清素型藥，情緒雖然能穩定，也不再有生不如死的想法，但還是完全開心不起來。

一年半後，眼看情況毫無起色，醫師說，就換多巴胺類藥吧！

大概是擔心我太急著看到成效，這次他一開始就告訴我，這種藥至少要三個月才能見到效果。

深陷憂鬱症的那幾年，我就像是一個感應器失靈、馬達也燒掉的機器，不僅睡不好、沒辦法開心起來，甚至連最自然的生理反應也喪失了。我整天沒有尿意，得看錶提醒自己兩小時去一次洗手間；更糟糕的是，我也完全沒有便意，連排便的使力方式都出問題，只好請醫師給我軟便劑。

但醫界朋友警告我，不能長期倚靠軟便劑，養成習慣後身體功能會漸漸退化。我只好盡量吃地瓜、地瓜葉、木瓜、喝淨寶、用酵素、益生菌，按摩腹部，做增強腸道功能的運動，但是都沒什麼用。我每天跟良基報告努力輸出的結果：今天是「兩顆湯圓」，明天是「一個珍珠」，日子就在這種期待又落空的狀況下度過，心情根本無法放鬆下來。

後來良基找到一套號稱是「宋美齡養生祕訣」、用純淨水灌腸的工具，施作時肚子很痛，這種疼痛居然讓我覺得有點放心，表示我的腸道仍然有反應。一開始很有用，但漸漸愈來愈無感，出門過夜時也得帶著全副器材，因此很不想走出家門。

經過了一段時間，或許是多管齊下，藥物發揮了作用，心裡的垃圾漸漸清空，又找到適合自己的「喝苦茶油」方法來解決便祕，我的各種感官逐漸回復知覺，頭腦也愈來愈清楚，心情一天比一天好。

走過這一遭，如果問現在的我，能不能自行減藥或停藥？我真的不建議這麼做，我認為應當要信任醫師的專業處理，有耐心地等待復原。

15

當整個世界靜止下來

良基

兩年多來，她第一次發自真心地笑了。當她笑的那一刻，一直在黑暗裡前行的我，就像看到了隧道口的光。

我離開部長職位後的一年，素梅的病況並沒有好轉，她在家裡很少說話，也不會笑。

我心想，兩人每天在家裡面面相覷也不是辦法，得想個辦法逗她笑。但我實在不是擅長說笑話的人，只好去買了三本笑話大全，常常講給她聽。不知是技藝不精，還是笑話太老套，她總是沒什麼表情，這招顯然毫無效果。

有時我們在餐桌前對坐，我也會有點懊惱地對她說：「家裡只有我們兩個人，妳都不說話，昨天有訪客來辦公室找我，我發現自己講起話來聲音沙啞，音量也變小了，大概是聲帶太少使用，我也快要講不出話來了。」

她低頭半晌，很艱難地開口：「可是我腦袋空白，不知道……說什麼。」

看著我辛苦，她很努力想鍛鍊自己，於是想出了一招：每當我們開車出門，只要看見招牌、路標，任何文字她都要唸出聲來。雖然沒辦法閱讀長篇文章，但她看到什麼文字，只要那時情況許可，也會自己讀出聲來，藉由這些小小的嘗試，讓自己的大腦跟聲帶能連上線。

二〇二一年五月，因為Covid-19疫情變得嚴峻，衛福部疫情指揮中心宣布進入三級警戒，各級學校停課或是轉為遠距教學，民眾非必要不得出門。一開始，我十分擔心這樣一來，戶外活動必須減少，素梅的病情是否會因此變得更嚴重？

我得想辦法讓生活多一點變化，馬上拿出一張紙，排定新的作息時間表。就算不能出門，我們倆也要一起維持固定作息，保持身體健康，直到警戒解除。

一日作息表是這樣的：我通常比較早起床，先為下學期的新課程做準備，等素梅起床，我就溫一碗雞精，讓她暖身。然後她先做禮佛功課，我們兩人再一起做從YouTube上找到的「活血功」，接著各自去做自己的事；我在電腦桌前備課或遠距開會，素梅就自由活動。午覺後，我們跟著影片做「太極氣功十八式」、「八段錦」，或是健康操三十分鐘。下午五點再戴上口罩，在社區步道走四十分鐘。吃過晚餐後出門倒廚餘，再加上散步三十分鐘。

我們新店住家的社區旁緊鄰著一大片後山步道，蟲鳴鳥叫不斷、樹種繁多，自然環境非常美好，若是季節對了，還可以採到桂竹筍。因為人煙稀少，是疫情期間最適合攝取陽光與芬多精的地方。

素梅有時懶懶地不想動，我是個老師，就會拿出盯學生進度的威嚴，跟她說：「其他時間妳想做什麼就做什麼，但是課表上所有的活動，我們一定要一起做。」她很溫順地點了頭。

整天只能待在家裡，她可能也悶壞了。在疫情限制下，許多表演團體不得不取消現場演出，文化部發起「藝起相聚線上挺表團」，免費提供過去的演出影片在線上播放，素梅看到由吳念真導演、綠光劇團推出的舞台劇《人間條件》時，說她想看看。這是她病後第一次主動說對劇集或影片有興趣，我說：「那太好了，我現在正忙著備下學期的課，沒時間看。看完之後，我們出門散步時妳講給我聽，好不好？」

我記得看過一本憂鬱症照護的書上提到，因為患者常感覺自己失能而自責，照顧者不能只是照顧，也要設法創造一些讓患者能夠反饋的空間，降低他的心理負擔。

我當老師的時候，面對學生沒有學習動機時怎麼辦？就是讓學生當小老師，營造一個讓他有使命感的環境。

每天黃昏時，我們戴上口罩出門散步時，我便請素梅講述她當天看的劇情給我聽。

一開始她不太會講，只說自己很感動，甚至會掉淚，這可是她兩年多來，第一次會哭出來。我便追問：「劇情是怎麼樣？說給我聽，我也想要感動。」

她很艱難地試著訴說，一開始講得七零八落，最多只能講一分鐘，慢慢拉長到五分鐘，而只要她肯說，我都全神貫注，聽得津津有味。

看完《人間條件》，接著她又看日劇《深夜食堂》，因為每集只有短短二十多分鐘，都是一個完整的故事，我要求她一次說一集，一面觀察她的語言組織能力。

我發現，說得多了，她的聲音愈來愈有力，也開始有明顯的抑揚頓挫。漸漸地，除了劇情，她也會描述場景、人物的表情動作，愈講愈有自信，後來甚至跟我說她想多講一集，我們就再多走一圈，多講一集。

素梅的語言能力漸漸恢復了，我思考著，要怎麼讓她的肢體恢復協調？既然不能出門打球，我想起她生病前很喜歡跳「排舞」（Line Dance），這是一種起源於美國鄉村舞曲，又融入歐洲跟拉丁舞曲的舞步，從前我看她跳過，那些華麗轉身、腿部踢踺踩動作和手勢，讓我看得目瞪口呆。於是我請她教我，她很認真地去找網路上影片，努力喚回自己身體的記憶，分析舞序，一步步教我。

我們在自家的客廳裡，把沙發往後搬，騰出一個空間練習。

素梅從前常笑我是「跳舞白痴」，我雖能打球、長跑，卻完全不擅長跳舞，該舉左手時我常舉成右手，向右轉圈時常轉成左邊，更別說拍子永遠抓不準，手腳十分不協調。

她教了又教，我跳起舞來卻像個機器人，她看到我手忙腳亂的樣子，終於忍不住蹲在客廳地板上哈哈大笑。

兩年多來，她第一次發自真心地笑了。

當她笑的那一刻，一直在黑暗裡前行的我，就像看到了隧道口的光。

之後，我們將跳排舞列入每日運動時間，幾乎我每跳一次，她就笑一次。我用三本笑話大全無法達成的效果，用一支舞卻達成了。

我一步步幫她拾回大腦的組織力、身體的活動力，再加上終於找到適合的藥物，她的心情愈來愈開朗，手腳愈來愈活動自如。兩個多月後，精神科醫師說她可以不必再用藥了，回家的車上，素梅很開心地說：「我終於畢業了。」我聽到時幾乎止不住落淚，那是喜極而泣的淚水。

當新冠疫情三級警戒發布時，我曾經擔心素梅的病情可能會每下愈況，於是更積極地安排生活作息，努力地讓一切如常。於是，我們越過了那一堵阻擋眼前的磚牆，反倒在整個世界都靜止時，能夠持續跨步向前走。

16

學習整理人生行囊

素梅

如果說人生是一場長途跋涉的旅程，我們都是揹著沉重行囊的旅人。

在等待康復的漫長日子裡，醫師曾經建議我去做心理諮商，他認為藥物與諮商雙管齊下，應該可以恢復得快一些。

剛出院的時候，孩子為我找到一個年輕和善的心理師，但那時我才剛出院，還不太能說話，對著比自己孩子大不了幾歲的人講述自己的心情，覺得不自在，也沒有共鳴；而且一個小時要兩千多元，健保不給付，只是說說沒什麼幫助的話，真的很心疼，就拒絕再去。

良基擔心我不說話會出問題，他除了平常在家努力跟我找話說，也跟兩個兒子商量，請他們每週定時安排一小時的「媽媽時間」跟我視訊聊天。

當時，我好害怕聽到電話鈴聲響起，那時候自己的頭腦好像被鎖住了一樣，不知道要講什麼，也無法開朗地對談，擔心孩子們會更憂心我的病情，但推拖到最後，還是得接電話才行。

雖然在電話中我已經盡量提高聲調，仍然常常聽到他們說：「媽媽，妳可以講大聲一點嗎？我聽不清楚。」

良基辭去內閣工作後，全心全意照顧我。他每次都會陪我去看精神科醫師，聽取醫師的診斷和用藥建議，並隨時觀察我的用藥及康復狀況。過了大約半年的時間，我對抗憂鬱藥物的副作用反應比較適應了，良基覺得藥物幫助我穩住情緒，但我的身心靈好像仍被卡在某處，動彈不得。

他參酌以前在學校辦3Q達人營的經驗，認為應該要同步進行心理諮商才行。他和醫師商量後，醫師也很支持這個做法。

這次良基打聽到一位年齡跟我相近的心理師，他知道我天性節儉，索性先付清了諮商費，不讓我看到帳單。

這位心理師一開始並沒有問我在煩惱些什麼，而是從我的家庭背景聊起，接著聽我訴說自己的成長過程，我們很自然地聊到婚姻狀況與至今為止的人生。

在談話中我提到的人、事、物，她都很容易同理我的處境，不知不覺中，我說了好多話。

良基在外面等我，雖然聽不清楚我說的內容，但他聽見我的聲音，當我出來的時候，他笑咪咪地說：「妳今天說的話，比一個禮拜說的還多呀。」

我跟良基個性不同，生性害羞，不太懂得怎麼跟陌生人交談。我的朋友不多，但都是深交。良基跟所有的人都能聊，見過面就成為朋友。有時我們在看電視新聞，他會說：「喔，那個人我很熟，他是我的好朋友。」我眼睛瞪得好大，心想：「我跟你住在一塊，都沒聽過這個名字，你卻說他是你的好朋友？」

他有種可以跟每個人交往、學習的自信心，有事情會去拜託朋友，認為有來有往才有交情。而我則常會擔心，我跟這個人不熟，他會不會不理我？或是他這麼厲害，我怎麼高攀得上？

就像我的英文成績雖然比較好，但是一旦出國，我擔心自己用字不漂亮，每句話都要先在心裡擬好草稿才敢開口。良基反而說得比我多，我常邊聽邊糾正他的發音，但他會說：「我講我的，他聽不懂是他的問題。」

他是毫不怯場的人，就算對方的職稱、地位在他之上，他也能侃侃而談。我覺得他好厲害，這樣的個性讓他在面對各種難題時能夠很自在地找到高人相助。

有些事情我很少跟別人提起，但或許是頻率對了，我跟這位心理諮商師像老朋友一樣，娓娓道來。那些從前覺得不需要說出口的往事、覺得說出來會傷和氣而忍了下來的心事，全都說了出來。敘述這些事的時候，我也像是在心裡整理千絲萬縷的感受。

「媽媽，妳不要總是這樣力求完美、偽裝自己，妳不累嗎？」學平很早就看出我的壓抑，讀高中的時候，有一天突然這樣跟我說。

大概是看到我露出受傷的表情，他後來再也不提了。

從前的自己，有什麼委屈都藏在心底，有什麼問題都先選擇忍讓，總是告訴自己：「退一步海闊天空」；總是希望大家好，我就好。但這樣的個性卻累積了太多負擔在心底，成了助長憂鬱的柴火。在跟心理諮商師閒聊的過程中，我也領悟到這些道理。

生病時我的記憶力很差，思緒混亂，擔心自己可能要開始失智了，心理諮商師讓我做些測驗，然後看著數據，笑笑說：「妳離失智還很遠很遠。」

雖然諮商費用同樣是每小時兩千多元，但是能夠敞開心胸，將過去無法對外人道出的情緒垃圾傾巢而出，我不覺得是浪費，持續了三個月，心裡的重擔也漸漸消減了。

有了這個經驗，我建議在選擇心理諮商師時，不必迷信名氣，重要的是找到一個意氣投合、能夠明白你說的事情的人。不論是用藥或是心理師，沒有好或不好，只有適合或不適合而已。

疫情期間，我跟良基每天都會去住家後山的步道散步。從前總是把周圍人的需求放在前面，漸漸地，除了敘述劇情之外，我也會跟他說起陳年往事，說起生活中許許多多的困擾，或是婚姻關係裡，在哪些事上我覺得自己受了委屈。

良基總是靜靜地聽著，有時他會答腔，有時辯解，我又再反駁他……看他一臉笑咪咪的樣子，原來是在引誘我多說一點話呢。

「妳心裡壓抑了大大小小的委屈，卻連自己有這種感覺都很自責。」良基說：「這不是妳的錯，覺得委屈才是正常人。妳要講或不講都可以，但是妳不需要再繼續背負這些事。」

他從前沒有講過這樣的話，讓我很感動。靠著心理諮商師跟身邊家人的鼓勵，終於，我漸漸清除了心底的垃圾。

如果說人生是一場長途跋涉的旅程，我們都是背著沉重行囊的旅人，走過的歲月都是行囊的重量，本以為行囊裡面的東西都是必須的，從來沒想過要整理它，但其實肩上揹著的往往是過重的行李。

日常生活裡我是個收納高手，可能也因為這樣，把好多情緒都「收納」得太好，自己都不知道該怎麼清理，也沒打算請別人幫忙。

我曾以為給別人看到行李有點害羞，殊不知它太重了，讓腳步愈走愈踉蹌，以致跌倒了。

這時候應該找個地方把行囊放下來，自己清理也好，向外求助也好，把不需要的東西扔掉，需要的東西，擦拭乾淨再放進去。

人生的道路這麼長，一面走、一面梳理，才不會耗費過多的力氣過日子，
才能走得更遠、更穩。

17

雖然想死也沒關係

素梅

憂鬱症患者只是大腦生病了，他們最需要的是陪伴、理解和妥善的醫療。

有一句很常聽見的罵人台詞：「你有病啊？」、「你這個神經病！」所謂的「神經病」，正確說來應該是精神病，一般人對精神病的普遍印象是「不理性」、「沒事找碴」、「跟我們不一樣」、「你很番」……直到現在，憂鬱症這類精神病症在台灣社會還是常常被汙名化，令人避之唯恐不及。

曾經有一位朋友因為焦躁而失眠，就醫後拿到抗焦慮藥物，他生氣地說：「我只是失眠，為什麼給我神經病吃的藥？」

他把「精神病」看成是可恥的事，把藥全扔了，打算靠意志力克服失眠問題。

「精神病」到底有什麼可恥呢？每個人多多少少都曾有胃痛經驗，你會吃胃藥；感冒咳嗽甚至引發肺炎，你會去看醫師。當親友的胃潰瘍、支氣管發炎，你都會同情患者、陪著他就醫，為什麼同樣是身體器官的大腦生病了，就變成了一件可恥的事，懷疑起是前世或今生做了什麼壞事，所以才會靈魂崩壞？

根據WHO（世界衛生組織）的統計，全球每八個人之中就有一個人有精神相關疾病。憂鬱症，簡單來說，就是大腦生病了，引起腦部的內分泌不正常。我們的身心其實完全由大腦運作控制，一旦大腦生病了，當然無法像平常一樣神采奕奕地讀書、工作，也無法正面思考。你能鼓勵一個胃潰瘍或是肺炎的人：「要振作起來呀！」然後他的胃就不痛，就呼吸順暢了嗎？

當我身陷憂鬱流沙中，整天病懨懨，什麼都不想做。當時良基仍位居要津，他想鼓勵我跟外界接觸，有應酬時總想帶我出席。

我擔心別人的太太看起來都能言善道，我這個不言不笑的模樣，會讓他丟臉。他卻淡淡地說：「有什麼好丟臉？不過就是吃頓飯而已，妳整頓飯都不說話也沒關係。」他從來不以我的精神病為恥，就只是個跟胃病、感冒差不多的病而已，沒有犯什麼錯。

即使有他這樣正面思考的伴侶，我還是很擔心深埋在憂鬱流沙裡的自己，到底還要持續多久？那種一動身體就下陷、不動卻更慌張的日子，不知所措，真的很苦，不知道何時才能看到盡頭。

我想起一位長期在精神科就醫的朋友，他不掩藏，但也很少提起，平常看起來跟一般人無異。我約了他出來見面，想請教他到底如何安度每一天。

他靜靜聽完我描述自己的痛苦，告訴我：「妳會覺得自己不像原本的自己了，原本喜愛的事情都不會做了。妳會想要尋短也很正常，憂鬱症就是這樣，我也曾經有幾次自殺未遂。」

而他現在仍能跟疾病共處，靠的是遵照醫囑、作息規律、多運動、曬太陽，然後他告訴我，有什麼話都要說出來。我聽他敘述著，既然他表現得和常人無異，那我……應該也可以。就像當成生活的節奏一般，我每天實踐著這幾件看似簡單卻非常重要的事。

很奇妙地，曾經在我眼底看起來慘淡灰黯的世界，漸漸被調亮了，我又能看見顏色了，我又會笑會哭，也漸漸能自然入睡了。就在新冠疫情三級警戒兩個月後，醫師終於宣布我畢業了，不用再吃任何藥了。

我曾經問過幾個朋友：「前兩年我憂鬱症時，你們看得出來我有病嗎？」得到的回覆居然大多是：「我不知道妳生病了，只是覺得妳話少，很有氣質。」我聽得笑了出來，是的，我憂鬱，但我正常。

憂鬱有什麼不對？覺得想死也沒有關係，活著本就是一件不容易的事。正因為不容易，所以我們才這麼努力，為了所有我們所珍惜的人、事、物而努力。每一個人都跟我一樣，在生命裡經歷著自己的容易跟不容易，那些快樂與苦難，都將成為自己的一部分。

而掙脫憂鬱症的桎梏之後，我走入比生病前更快樂、更豁達的世界，感覺像是把人生 Reset（重置）了一遍，像是迎接第二次人生，我不再要求自己事事要做到完美，也學著不在心裡積壓任何煩惱。

「妳啊，現在真的很愛跟我吵架！前陣子明明還很溫順的。」良基說。有時他會假裝困擾、搖著頭埋怨，我聽了哈哈大笑，心底明白他其實很高興能找回一個愛笑、愛跟他鬥嘴的妻子。

他叮嚀我：「要記得把整個過程寫下來。過去兩年多所遭受的苦難，是老天叫我們來幫助別人，我們吃過的苦頭，希望別人不要再吃。」

憂鬱症患者最需要的是陪伴、理解和妥善的醫療。陪伴他們需要長久的耐心、完整的計畫，尋求外界的協助。他們也需要被理解，那些病徵、能力流失都是真實的，並不是幻想出來的。

醫療也很重要，不論你多想放棄，都要打起精神堅持下去。有一天，你以為再也看不見的陽光，會在你不注意到的時刻，悄悄爬上山頭，照亮你的臉，就跟現在的我一樣。

18 深海裡的回音

素梅

憂鬱症是無差別入侵的，無論職位高低，無論男女老少，無論聰明愚鈍，誰都可能得病。如果我們對患者多點理解與關懷，便能成為一隻將他們拉離憂鬱流沙的手。

當憂鬱症像一條蛇緊緊纏繞著我時，所有身心的不適很難用言語描述、無法讓身旁的親友真正了解，我也完全不想見任何人，甚至認為精神科醫師也只是靠著醫療的經驗和統計，並不能體會我的痛苦，只有真正罹病的憂友才能知道這種辛苦。

但憂友陷入疲累和心弱之中，無力發言，有誰能幫忙，讓他／她的親友了解憂鬱症的症狀，進而積極求醫照護，使憂友早日康復呢？

在罹患憂鬱症期間，我不想讓孫女看到愁容，所以聽到視訊呼叫，不像以往搶著接聽，而是要求阿公去接。逃避和孫女面對面，以為這樣可以保護孫女，免得她們見到我的狀況會為我擔心；其實，也是為了保護自己，不想讓人看到我幽黯的神態。

當憂鬱症康復之後，我鈍鈍的頭腦轉為清明，對周遭的事物也愈來愈感興趣，流失的能力漸漸回來了，憂鬱的症狀一點一滴地流走。重拾信心與生活的樂趣，我好想讓全世界知道我康復了，尤其是兩位孫女：妳們快樂的阿嬤回來了。每天等不及孫女呼叫，約定的時間一到，就視訊呼叫她們，可以對答半個小時沒有冷場，也很想分享這樣的快樂給關心我的親友。

於是我開始利用臉書記錄和孫女小P、小Q的互動小故事，一方面是為了分享，一方面是因為如果不記錄下來，這些生活上的小小火花，可能很快地就被遺忘了。

憂鬱症痊癒後，可以輕鬆與孫女玩樂，反應跟她們一樣快速，也能敏銳地享受對話時的各種趣味。這些點點滴滴，都是在罹患憂鬱症期間絕不敢想像的事情。我們要有信心，憂鬱症不是絕症，耐心配合醫療，一定會痊癒，並再度成為一個快樂的人。

經歷這段病程，我又重新找到人生的新目標，也很想幫助其他人，因此以憂鬱症患者的親身經歷，在臉書上公開自己兩年來的治療過程，也描述憂友的各種身心之苦，希望憂友經由我的例子，激起痊癒的期待和信心。於是開始在臉書上書寫〈#我憂鬱〉系列貼文。

很多親友在留言裡表示驚訝，沒想到我會得憂鬱症，因為比起一般人，我的生活環境算是很好的，為什麼會得病呢？親友以為我只是比較沉默罷了。

其實，憂鬱症是無差別入侵的，好比胃潰瘍一樣，我們很能體會胃潰瘍的不適，知道胃潰瘍是需要醫治的。那麼簡單說，憂鬱症就是大腦生病了，而人人都可能大腦生病。猶如近幾年讓全世界都恐慌的Covid-19，無論職位高低，無論聰明愚鈍，無論年老者、青壯年、幼童，無論學歷經歷，誰都可能得病，憂鬱症也是如此。

然而，憂鬱症患者雖然痛苦，臉上卻常常需要裝出笑容，尤其是在職場或社交場合上。憂友的外表看起來與常人無異，卻懶洋洋地，做不了常人可以做的事，以致引起「不努力」、「不振作」的責備。實情是，如果周遭的人不夠了解憂鬱症，就可能造成患者更大的壓力。

公開我的憂鬱病史後，很快就有一些臉友私訊我，想知道更詳細的康復內容。詢問者大多是憂友的家人，而不是憂友。他們眼見親人陷入憂鬱流沙無法掙脫，卻不知該如何幫助他。家人為了照顧憂鬱症患者，如果不得法，有可能自己也陷入其中。

因此，我特別寫了一篇〈康復之道〉，希望對憂友有幫助，同時也參加憂鬱症防治協會的「點亮微光」徵文活動。

看過〈我憂鬱〉系列後，給予我很大鼓勵的是一位老師。范老師是我就讀弘道國中三年裡的國文老師，也是我的導師。她是我最敬佩的老師，也曾經歷過情緒低潮的日子，在我生病時不時私下為我打氣。我們國中同學有一個群組，范老師也是群組的成員，她研究佛學多年，時常分享她對生命的領悟，是我們永遠的導師。

范老師在群組裡留下這段鼓勵的話語：「任何一件事的發生都不會是偶然，必定有因有果。兩年兩個月固然是種煎熬，爆發出的力量不僅壯大了梅子，也饒益了這個時代徘徊在憂鬱症邊緣，甚至陷身其中的病友。

梅子〈我憂鬱〉一系列的作品發表在「點亮微光」上的並不是最撼人心扉的一篇，只是它有條有理的指出康復之道的七個要點，身陷憂鬱症的病友與周邊陪伴著一起奮鬥的親人，能夠掌握其中幾個要點，很容易就從泥沼中掙扎出來。

最令人感動的是，身陷泥沼的梅子，想從高樓一躍而下，以此解脫時，還掛念樓下人行道上的無辜行人；迷糊時如此，康復了參加徵文，一樣掛念同時參與競爭的文友，希望自己得到鼓勵，也不忘為這些文友爭取鼓勵。

在梅子的七點康復之道之外，我想再加上第八點：心中有愛——識與不識，均我所愛。」

范老師的這段話，給我很大的溫暖和鼓勵。

我長期在台博館擔任志工，有一位我們熟識的志工走了。她是一位退休教師，是個很幹練、和善、樂觀的人，誰都想不到她會有這麼決絕的死意。憂鬱症真的無所不侵，可怕在於它的無形，只有當事人才感覺得到它的威力。我加入一個FB上的憂鬱症互助團體，看到許多患者不得家人和同儕的支持，甚至被指責「假鬼假怪」、「不努力、不振作」，以致病苦纏心無法脫離。憂鬱症的康復是條漫漫長路，如果大家多一些了解，讓患者可以安心醫治，應該可以避免更多悲劇發生。

一位台大電子所畢業的同學，也在FB上回應：

「每一個人的生命中都有數位影響其一生的老師，但若要提及對於老師們的另一半的印象，通常並不深刻。

只有王素梅師母除外，從大學專題到研究所碩博班所有的實驗室大小活動，到畢業後每年的教師節宴，師母都與老師連袂出席。

老師和師母的感情好，大家都感受得到，所以不難想像當老師當年忙於科技部長的政務，同時又需要照顧師母時，體力和心理上的重大挑戰。

好消息是，經過了長時期與病魔的奮戰，師母終於康復了！更難能可貴的是，師母為了幫助有同樣困境的病友度過難關，特別寫下了當時的生命歷程，真的是『用生命影響生命』！

我極為敬佩師母與老師的勇氣！讓大家可以更了解這個比例愈來愈高

的現代文明病，讓我們能夠身歷其境，往後對於這樣的病友，有更多的同理心！」

還有許多熟或不熟的朋友，在有機會私下聊天的場合，提及其家人也像是得了憂鬱症，辭掉工作，整天將自己封閉在房間裡，連父母召喚都不肯出來見面；有的人胃口非常差，身體一直消瘦；有的人整天非常疲累，幾乎都在臥床。我突然發現，原來有這麼多人罹患憂鬱症。我其實幫不上什麼忙，但是朋友因為能找到可以傾訴這些困惑的對象，似乎緊張擔憂的情緒得到一些紓解。我除了傾聽，一定會勸他／她盡早陪伴家人去精神科（或身心科）醫治，現代的醫學進展神速，可以幫助病患早日康復。

良基為了照顧我，辭掉科技部長職位，並向台大請了一年假，這件事引起大家的注目，於是媒體開始聯絡我們，希望我們能和大眾分享這段憂鬱症康復的歷程。

與社會大眾分享我們的這段生命故事，本來就是我們的心願，因此陸續接受「請聽，哈佛管理學！」楊瑪利女士、《商業周刊》鄭郁萌女士、《人生從此不一樣》趙心屏女士，以及肯愛協會蘇禾先生的訪談，獲得了很大的迴響。

有人提及，看到我的描述，才了解他的媽媽在人生後半段的四十年裡，常常很不快樂，愁容滿面。原來不是她的個性轉壞，很可能是罹患憂鬱症了。當時如果他認識憂鬱症，一定會帶媽媽去就醫，媽媽就不需要承受那麼長時間的憂苦。

憂鬱症不是絕望的病。康復之後，現在的我更加感恩，也盡力分享我的康復過程，希望能幫助憂友與守護者建立信心：只要配合醫療、有耐心的陪伴，憂鬱症絕對是可以康復的。

《#憨嬤手記》

病癒之後，我又恢復成開心的阿嬤，和孫女遠距視訊樂趣十足。

我也想讓大家知道，當憂鬱症痊癒後，我們完全能再感受到開心的滋味。於是《#憨嬤手記》啟動了，在臉書得到臉友的關注，很多朋友碰面時會問起：「小P、小Q最近有什麼新鮮事？」

介紹一下小孫女，姊姊叫小P，七歲；妹妹叫小Q，五歲。

❶神通祖孫

今天一接通視訊，小P就說：「阿公呢？我要跟阿公聊天！」真是太陽從西邊出來，阿嬤一向是孫女聊天的首選，先選我才對啊！

只見阿公一副受寵若驚的表情，擠到鏡頭前，滿臉笑意：「小

P，什麼事？」

原來，最近她們迷上《神通王》漫畫，阿公也是神通迷，阿嬤則是不屑看這種天馬行空的故事，無法分享，就讓阿公有機可乘，和孫女聊得起勁。

昨晚，小P睡前畫了這張圖，如果你也是神通迷，一眼就知道是在畫什麼吧。

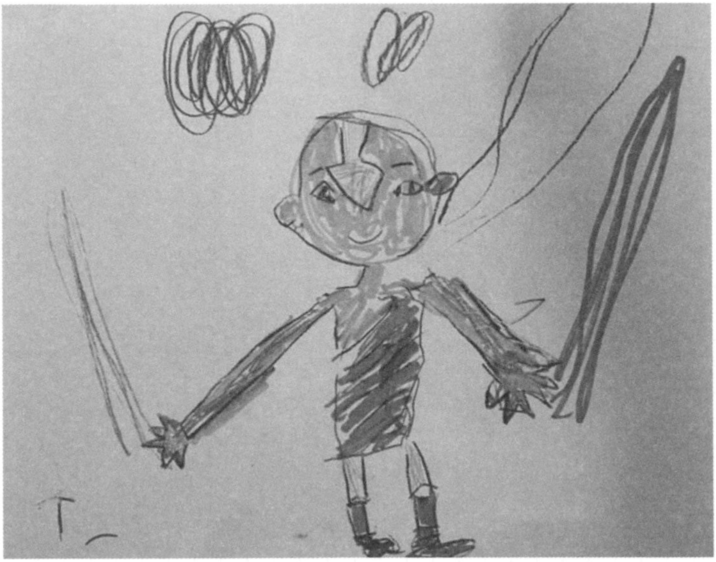

❷ 搬家

爸爸正在幫小Q刷牙，於是把手機交給小P，讓她陪阿嬤聊天。

「阿嬤，我帶妳去看看我的房間，妳看有什麼不一樣？」

「喔，牆壁的顏色改了，浴室也重新油漆過。」

「過幾天要 open house，我們要把房子整理得漂亮一點。」

「為什麼你們自己住的時候，不先把房子整理得漂亮一點，要搬家了才整理？」

「這樣要買房子的人看了就會很喜歡。」

她又走到窗邊，阿嬤妳看，那個長長的貨櫃，我們把很多東西打包，放到貨櫃裡，搬家的時候，就送到新家去。

果然有一個大貨櫃停在她家門前馬路邊。

「妳不是也要搬去新家嗎？爸爸怎麼沒有把妳裝進貨櫃？」

了。

「阿嬤～」她一臉正經：「現在不是～搞笑時間。」被孫女教訓了。

❸誰的錯

今天小Q早早上床了，我和小P可以無干擾聊天。

講到害怕，小P害怕黑暗，我害怕的是「蟑螂」，梅子阿公說他害怕梅子阿嬤生病。

提到這件事，小P說她還記得，當時她才四歲，爸爸一接到阿嬤住院的電話，就趕回台北照顧阿嬤。媽媽說那段時間她好累，一邊要上班，一邊要照顧她和二歲的妹妹，接送兩個在不同托兒所的孩子。

我聽到了不禁心情黯淡下來，那時候，全家人都辛苦了，「真的很對不起……」

小P搶著說：「那不是妳的錯，是細菌害妳生病的，是細菌的錯。」

謝謝我的家人，謝謝小P的話，讓我心安一些。

❹算術遊戲

最近孫女很喜歡和我玩算術遊戲，今天小Q正在吃番茄，我就考她一題：

「小Q，爸爸給妳三個番茄，媽媽再給妳四個番茄，那麼，妳總共有幾個番茄？」

小Q背對著我，把手指頭拿出來，很得意地說：「七個！」

一百分，再考一題……

「爸爸給妳十個番茄，媽媽再給妳兩個番茄，那麼妳總共有幾個番茄？」

小Q看看她的小手：

…………「我的番茄夠多了！！！」

小Q，妳的意思應該是……「我的手指頭不夠用」吧？

5 bathroom words

和波士頓的時差冬令時間是十三小時，小P、小Q正在吃晚餐，奇怪的是，兩個人擠在一張餐椅上。

「因為今天是情人節，所以妳們擠在一張餐椅上嗎？」

「不是，因為剛剛吵架，後來又和好了，我們想坐在一起。」

「妳們兩個都長大了，兩個屁股擠一張椅子，不會很難坐嗎？」

小P：「噢～阿嬤說Bathroom words！」

「嗄，什麼words？」

「就是bathroom words. 在餐桌上不能說和廁所有關的字！妳

想到屁股，是不是就想到馬桶？」

「那我可以說『毛巾』嗎？毛巾也會放在廁所裡。」

「毛巾可以說，因為毛巾也可以放在廚房、運動場。」

「可是屁股也可以出現在客廳、在餐廳、在臥室、在書桌啊！」

小P：「阿嬤，妳在強辯！」：）

今天學到一個詞：「bathroom words」。

❻挑釁

又是PQ的晚餐時間，阿嬤忍不住要捉弄她們。

「為什麼每次視訊都看到妳們在吃飯？妳們是整天都在吃飯，沒有別的事做嗎？」

小P：「妳還不是每次都在吃早餐，妳也沒做什麼事啊。」

阿嬤：「我當然有做別的事，我有做菜、洗衣服、練合唱。」

小P：「我也有上學、練琴，和小Q玩啊！」

這個無聊的阿嬤，為挑釁而挑釁。她們每天的晚餐，給阿嬤一個位子，透過視訊一起用餐，就像我的餐桌上也有她們的位置一樣。雖然兩年半不能回來，我們還是可以很親近，感謝科技。

又，除了感謝科技，還要感謝「年紀」。如果她們十幾歲了，可能一點也不會想和阿嬤聊天吧。

❼ Check in

打視訊電話過去，兒子說：「等一下，她們正在check in.」

「什麼？什麼check in？」

原來，是學校老師教的，當兩個人意見不合吵起來時，心情都很差。過了一會兒，情緒先平靜的甲方，就要去問對方：「Are you OK？」

如果乙方還是覺得委屈，無法釋懷，可以說：「我還不OK。」

這時候，甲方就要問：「我能做些什麼，讓你感覺好受些？」通常，乙方也不會太過分，有得到安慰了，兩個小傢伙又嘻嘻哈哈地玩在一起。

憨孃深深覺得，這真是解決紛爭的好方法，不只孩子該學，大人們也該好好的學習如何Check in，相處的摩擦就可以減少很多了。

現在，姊妹倆牽著手出來玩，兩個人都開心極了，我也要去和她們聊聊。

❽ 考試遊戲1

今天的考試遊戲，講出十種樂器、講出十個星球，講出三種紅色水果，唱一首跟「花」有關的歌，都輕易過關。

最後通常以數學題結束。

「阿公喜歡路跑，他一個小時可以跑六公里……」

被阿公打斷：「是九公里」。

「噓，別吵！」

「阿公一個小時可以跑六公里，請問十八公里要跑幾小時？」

小P：「讓我思考一下。」

等了一會兒，還沒有答案。

「那我先考另一題，老師有十八個橘子，分給六個小朋友，每人分到幾個？」

小P眼珠轉轉，「三個！」

那麼，「阿公一個小時跑六公里，十八公里要跑幾小時？」

沒想到小P還是說：「讓我思考一下」。

過一會兒，終於說：「三小時！」

這個發現很有趣，受過數學訓練的我們，很快就把路跑和分橘子轉成一個$18/6$的算式。但對七歲孩子來說，分橘子是常有的生活經驗，路跑十八公里卻是經驗之外的概念，要想很久才能解答。真是有趣。

⑨ 考試遊戲2

和孫女玩考試遊戲，一般會有一題「華語」，今天玩相似詞。第二題是自然或生活題，第三題是算術應用題。

今天的生活題是「講出三種家畜」。

小P：什麼是家畜？

家畜就是人養的動物，對人有用處的。

「喔，雞！」

阿嬤沒講清楚，雞是鳥類，鳥類屬於家禽。

小P：「我知道了，小Q！」

「嗄！小Q怎麼會是家畜？！」

「小Q是爸爸媽媽養的，她的用處是陪我玩！」

可是，小Q是人哪。

「人也是動物！」

她在逗我吧。

最後，小P正經地說：「牛、羊、豬。」

輪到阿嬤逗她：「有人可以買到牛奶、羊奶，為什麼沒有賣豬奶呢？」

小P：「可能是覺得豬比較髒吧。」

阿嬤也不知道答案，有人有什麼想法嗎？

⑩ 細心的小Q

選擇這段時間來學中家，一方面是學中四月底生日，可以和他一起慶生，一方面是因為這一週孫女放春假，可以有較多時間相處。學中安排了兩天一夜的行程，小P、小Q好期待。

今天看到小Q從房間拖出一個小行李箱，這裡面是裝什麼東西？小Q說：「明天要去玩，我準備出門的衣服。」

「那妳裝了什麼東西？」

「我帶兩套衣服，還有游泳衣。」

又看到廚房裡有個大提袋，小Q說：「那是放我要準備給大家的東西。」有些什麼呢？「有七個水瓶，每個人都有一個，多帶一個是備用的。」

「我還帶七個喉糖，每個人可以吃一個，阿公喉嚨不舒服，可以多吃一個。」

「阿嬤喜歡吃蘋果，我幫阿嬤帶一個蘋果。」

「我還帶兩個碗，還有飯匙。」

「阿公喜歡吃香蕉，我帶一支香蕉，切一切，大家都可以吃到。」

「我還帶一包餅乾。」

「五個 cheese 糖，上次我生病吃 cheese 糖就吐了，所以阿公不要吃 cheese 糖。」連點心也準備了。

廚房裡的抹布怎麼不見了？

「我放到提袋了。」

「小Q，不必帶那麼多東西，我們可以到那裡再買。」

「那裡賣的東西，我們家都有，自己帶就好。」一本正經的回答，看來，是爸媽常說的話，QQ學起來了。

19

我心底的歌

素梅

「風若吹，要蓋被，不倘乎伊墜落黑暗地」，憂鬱症是人生中的巨大風暴，唯有陪伴者的溫暖守護，才能讓家人不會墜入黑暗之地。

罹患憂鬱症之前，我是個無時無刻心中都哼著歌的人。不論是晴天或雨天，乘車或是走路，忙著家事或安靜看書的時候，我的心底總是有著不同的歌曲在唱著。如果不妨礙他人，我就開懷地唱出聲來；如果身在人群裡，我也會在心中默唱。我的腦袋就像一架點唱機，能隨時隨地選出適合的歌，點播給自己。

不只獨唱，我也愛合唱。從前住在新店時，我參加附近社區大學開授的藝術歌曲班，也參加合唱團，享受團體充滿活力又和諧的和聲。跟著良基搬到台北市的官邸後，終於有機會甄選進入台北愛樂婦女合唱團。二〇一九年，為了十月份將在國家音樂廳的演出，我努力練唱，並訂做了兩套團體的禮服，準備登上國家級殿堂。那是充滿音樂繚繞的日子，而且我深信一輩子都會有歌聲陪伴著我。

但是憂鬱症不由分說，一點一滴奪走我心底的歌聲。

一開始，我腦子裡的音樂消失了。漸漸地，歌詞記不住、愈緊張就愈唱不出來。在我被診斷出憂鬱症之後不久，連發聲都變得困難，我開始害怕參加練習，有一天晚上，我在合唱團練習中昏倒，自知不能再參加演出了。

我從一個生活中完全不能沒有音樂的人，變成好害怕唱歌，發不出聲音，沒有辦法從歌唱中得到樂趣。那兩件為了上臺而訂做的禮服，最後只能忍痛轉送給團員。就像送走了夢想，我退出了合唱團。

治療出院後，良基一度鼓勵我再回去藝術歌曲班，參加合唱團。他知道那時的我很不安，需要陪伴；從高中畢業後就沒有合唱過的他，也不顧面子陪著我去上課、參與合唱團活動。但那時我還沒有從憂鬱流沙中掙脫出來，無法控制聲帶，甚至發不出聲音來，於是又離開了合唱團。

我的世界不再有音樂，變成一片死寂。

經過良基兩年多不離不棄的陪伴，我逐漸復原。每天清晨或傍晚，我們總在社區的步道散步，步道邊有一個登山口，一早從登山口往山上爬，大約一個小時可以到達山頂。

有一天從山頂往下走時，我突然發現自己嘴裡哼著歌。

良基鼓勵我：「山路上沒有人，唱出來嘛！」我就放膽地大聲唱，想到什麼就唱什麼，兩人都欣喜萬分。醫師說得對，我的能力是可以回來的！

我好珍惜能唱出每一個音符，主動說想再參加合唱團，良基也很開心。

後來，他想在我們倆身體都健康時多些時間一起活動，因此申請在二〇二二年六月從任教三十四年的台大電機系退休。

這時他在台大EMBA班的學生、「重溫舊夢合唱團」團長許英昌博士說：「老師為國家社會付出那麼多，貢獻那麼大，退休是人生中很重要的事，我們應該要為老師做一件特別的事。來辦一場榮退音樂會好不好？」

他說到做到，立刻開始籌畫，敦請團裡的合唱指揮曾惠君老師擔任藝術總監。良基將這場活動定調為「感恩音樂會」，邀請陪他一路走來，一起工作、一起奮鬥的同事和熱情的學生，以及各方朋友參與演出。

當年良基是我的笛子老師，現場當然有梆笛獨奏；小兒子學平曾獲大專盃古典吉他冠軍，也應允帶著吉他前來獻唱，讓我很感動。他們父子倆鼓勵我應該要上場獨唱，展現康復後學習的成果。

良基對我上臺獨唱有些緊張，很怕造成壓力，於是天天陪我練唱。我們決定合唱〈伊是咱的寶貝〉，這首歌是我住院時他每天到醫院探望我唱的，練習這首歌時他常常掉淚，但那是快樂且感激的淚水。

二〇二二年七月二十日，我帶著歡喜的心情，獨自站上松菸誠品音樂廳舞台，一開唱就忘記緊張這回事。一首〈懷念曲〉是我高中時期常唱的歌，一首陳維斌老師的台語歌曲〈祝福〉，希望用歌聲祝福良基退休後仍有一段精彩的生涯。我用感性的歌聲告訴大家，我已經康復，感謝那些陪伴我度過生病難關的親友。

我更想用失而復得的響亮歌聲告訴所有的憂友，憂鬱症並不可怕，好好休息，好好就醫，保持耐心，憂鬱症是可以痊癒的。

在我跟良基合唱〈伊是咱的寶貝〉時，許多臺下觀眾不斷拭淚，他們都看到了。

一蕊花　生落地
爸爸媽媽　疼最多

風若吹　要蓋被
不倘乎伊墜落黑暗地
未開的花需要你我的關心
予伊一片生長的土地
手牽手　心連心　咱站作伙
伊是咱的寶貝

「風若吹，要蓋被，不倘乎伊墜落黑暗地」，憂鬱症是人生中的一場巨大風暴，唯有陪伴者的溫暖守護，才能讓家人戰勝恐懼，不會墜入黑暗之地。「手牽手、心連心、咱站作伙，伊是咱的寶貝」，就像是心愛家人的聲聲呼喚。良基用這首歌曲呼喚著在憂鬱深淵的我，而我想用這首歌提醒所有的憂友，不要害怕，我們並不孤獨。

罹患憂鬱症的時候，我曾經以為從此世界將一片死寂，不再有最心愛的音樂，聲帶再也發不出聲音來。但是我復原了，甚至又站在舞台上獨唱高歌，這場音樂會不僅是良基的榮退音樂會，對我來說也意義非凡。

因為，我終於掙脫病魔，跟憂鬱症正式告別了。

20

給責任重大的守護者

要讓憂友知道，這世上有非常多關心他們的人。

良基

開始動筆寫這本書時，素梅已經順利脫離惱人的憂鬱流沙，快樂地追尋她以往一直在內心的音樂夢，每週至少有一半以上的時間，都在合唱團練唱的歡樂中度過。又因為新生的孫女芽芽報到，含飴弄孫成為我們家日常生活的一部分。人實在是非常健忘，或者說，有很好的自我療癒能力，在執筆過程中，對於那兩年多在黑暗中苦苦掙扎、奮力想要脫離憂鬱流沙卻不可得的痛苦感覺，逐漸的淡去。

這本書我和素梅寫寫停停，一方面不太確定能否成書，另一方面也有些懷疑，當時希望幫助憂友們能走出來，不要再受這種苦的初心，是否真能達成。少了動機，突然間，出書不再是我們心中的重要事項，常常寫一小段就停格了。

直到二〇二三年中，知名歌手李玟輕生，各種輿論、報導突然間炸鍋，平面和電子媒體充斥著李玟罹患憂鬱症的報導。當我看到這麼多的報導時，心中興起了一股非常不安的感覺，擔心憂鬱症的「維特效應」，很可能在社會上引爆。

「維特效應」是社會心理學上的名詞。一九七四年，社會學家大衛·菲利浦斯（David Philips）從研究中發現，每當社會上有轟動的自殺事件被媒體報導，那個地區的自殺率就會大幅提升。

因憂鬱所苦的人看到同樣痛苦的人自殺身亡消息後，會認同自殺是消除痛苦的手段，從而做出模仿行為，這種現象被稱呼為「自殺模仿」或「維特效應」。因為十八世紀德國知名小說家歌德的《少年維特的煩惱》中，主角維特最後自殺身亡，這本書熱賣後掀起了自殺潮，導致好幾個國家把這本小說列為禁書。

素梅開始有想要輕生的念頭，就是在採取行動兩週前看到有位我們熟識的商場名人墜樓而引起。果不其然，李玟事件經過媒體大幅報導和網路渲染之後，幾乎每個月都看到墜樓事件發生，每則新聞都讓我心裡揪成一團。這個效應一直持續著，直到前幾天，有位我之前在工作上很親近的同事，他那正當青壯年、人生一片大好的兒子深陷憂鬱症，我們也曾幫忙引介就醫，但最後他的兒子選擇拋下家人輕生，留下兩個年幼的孫子。這對深愛著他也願意守護著他的家人來說，真是無法承受的打擊與痛苦。

經過這些事件，我倆覺得應該要有使命感，努力協助憂友們走出憂鬱風暴。而且，很顯然地，光靠醫藥、心理諮商可能遠遠不夠，守護者在奮鬥和康復的過程中，扮演了非常重要的關鍵角色。心病還是需要心藥醫，守護者的溫暖正是憂友最需要的心藥。

雖然自殺事件報導可能會帶來「維特效應」，但從憂鬱流沙中掙扎出來的故事，或許可以帶來「帕帕基諾效應」。帕帕基諾是莫札特在歌劇《魔笛》裡創造的人物，曾經試圖自殺，但三位仙童及時趕到，告訴他解決辦法，即時挽救了他的性命。希望透過分享我們的故事，能幫助守護者將罹患憂鬱症的親愛家人，帶回健康溫暖的世界。

說起來，人生就像音符，是由很多選擇組合而成的，我們每一天都會面對各式各樣的選擇。這些選擇，某種程度上決定了我們是愈走愈快樂，或是愈走負能量愈多。

我記得很久以前讀過一個報導，一直存留在我心中。

那篇報導是描述一九九〇年代有一位國際著名科技公司創辦人，他的太太被診斷出罹患癌症。當時罹癌幾乎就等於是被宣判死刑，這位科技公司創辦人決定要以科學方法來面對，他閱讀相關文獻，跟專家研討商談，嘗試找出可行的醫療方法。除了積極做醫學治療之外，所有資料也顯示，罹癌跟患者的生活環境有關係。

做完相關醫療處置後，他毅然拋下所有的工作，帶著家人移居到自然環境清幽的瑞士山區。他的太太一邊接受醫師的治療，一邊享受著天天騎著自行車出遊，沒有壓力的生活。結果幾個月後，太太的身體已檢查不出癌細胞的存在了。

我在閱讀那篇報導的當下，對那位創辦人感到非常佩服。他勇敢面對一切，也勇於改變現狀。而他能夠放下既有的生活，重新啟動人生，是為了盡力幫助家人，並且實現對配偶的承諾，實在很了不起。

家人，就是在自己最困苦、最需要的時刻，默默守護在旁邊的人。也許我們沒有辦法像那位創辦人一樣，舉家搬到瑞士山區。但是在必要時候，遠離壓力源，改變原來的生活軌道，是可以做得到的。

改變往往需要動機，作為一位守護者，必須體認到，憂鬱症非常非常危險，它會造成致命的後果，絕對不能掉以輕心。我們的心裡要有個警示器時時提醒自己，在最糟糕的情況下，憂鬱症可能會造成我們的親友有強烈的輕生念頭。

依照我的守護經驗、醫師朋友們的說明，以及社會上的案例分析，憂鬱症在進入幽谷時會有三個比較明顯的危險關卡（如圖所示）。

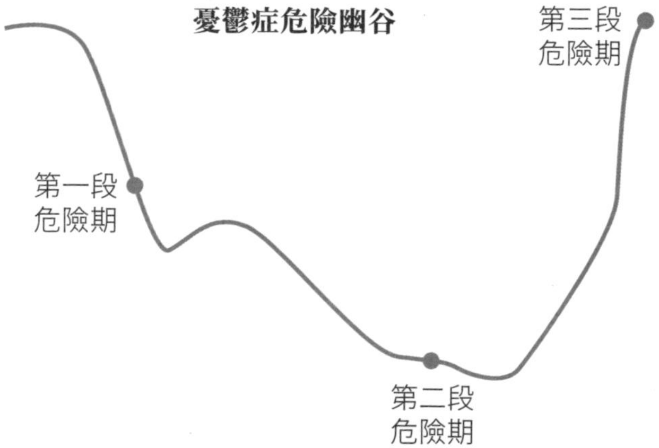

第一段危險期最為嚴重，通常是剛剛發病不久，開始就醫，會有就醫就會好轉的期待。但是就醫後，情況並沒有立刻變好，反而仍持續惡化，許多患者會因為痛苦，認為自己撐不過去，又不想拖累家人而想不開，這是最危險的時刻。這段時間憂友的處事能力極弱，什麼事情都會往壞的牛角尖方向鑽，是最需要陪伴的時刻。

想像到最壞的處境，體認到能跟罹病的親友在一起的時間，也許只剩一段短短的日子；想像如果我們心愛的親人，在最需要我們幫忙的時候，我們沒有辦法守護她／他，那麼，功成名就、榮華富貴又有什麼意義呢？

所以，具體的建議就是，當親人診斷出明確憂鬱症後，最好暫時擱下工作，請一些假，趕快轉換成守護者的心態，協助憂友做好應變以及長期抗戰的準備。如果守護者選擇做點生活上的改變，努力陪伴著憂友，也許就能有效地避免很多事後遺憾的情況發生。

二〇二二年十二月，我應台灣憂鬱症防治協會之邀，以照顧者的身分，進行「走出憂鬱流沙」的演講。在演講中，我提出了兩點陪伴者所需要的準備。首先要有「同理心的想像力」，你可以想像這是一個陪伴腦部受傷者的過程，需要耐心，必須保持穩定、不急躁，等待傷口慢慢癒合、康復，不要一直去檢視傷口。

此外，「自立而立人」，大量吸收有關憂鬱症的知識，才能強化自己的信心和內在裝備。處在憂鬱困境中的親友，雖然無法表達，可是，事實上他們的感受是很敏銳的。為了配合憂友的需要而改變生活型態，專心在身邊陪伴著，這樣的舉動，他們一定會感受得到。

憂鬱症不是有人陪伴就會自動變好，要讓憂友知道，這世上有非常多關心他們的人。

照顧者的各種改變，有時候會讓憂友有自己是親友的累贅的心態。因此，如何激發憂友的求生意志，非常關鍵。你必須努力讓她／他知道，她／他是這世界上非常重要的人，假如她／他不在了，對所有人來說會是多麼大的傷痛。

我們的人生很需要她／他的參與，少了她／他，我們的人生就不再完整了。

很多人認為「憂鬱症就是想太多了！」，甚至會說：「你要努力想開一點」。但是這不是努力不努力的問題，不要勸他們想開一點。憂鬱症患者通常不是自私的人，往往是個濫好人。

此外，要讓她／他知道，憂鬱症是會好的，只是現在被困住了，人生好像卡關了，但我們可以一起努力面對，有一天一定可以笑著回顧這些苦難。

前面提到，如果照顧者還能守護著患者，至少表示守護的責任並沒有失敗，應該要常懷著感恩之心。對我而言，這是非常真實的體會。

當我在十六樓陽台，努力拉著身在欄杆外的素梅，我的內心其實非常絕望。當時，我不確定救護人員來不來得及趕到，心中一直閃過要是一時失手，拉不住素梅，她瞬間墜落到人行道的畫面。

我目睹、經歷了最壞的情形，所以在將近兩年多的守護期間，對我而言，素梅能在我身邊，就是老天爺給我最大的福分。儘管她的病情還是起起伏伏，甚至後來長達好幾個月天天要處理排便的問題，可是每一天我都是懷著感恩的心情去面對。

我很感謝老天爺讓我們夫妻還能夠攜手相伴，一起生活。我們把面對憂鬱症當成是人生的試煉和歷練，每天互相打氣，也因為是自己心甘情願的選擇，我沒有絲毫埋怨。

也許是在過程中常懷著感恩的心，許多沒有想到的助力也隨之出現。像是我指導過的學生，對我的幫助非常大。他們用各種方式來支撐我，讓我更有心力去應付種種難關。我非常感激他們！當然，親人們更是照顧者最大的後盾，也是我和素梅能度過難關的貴人。

如何做憂鬱症復原計畫

憂鬱症患者往往會失去生活中各種能力，對周遭一切都失去興趣，進而失去對生命的熱情，感到自己似乎會一輩子陷在黑暗之中，自己受苦，家人也跟著受累。

我從事研究工作數十年，習慣對複雜困難的事都設定研究計畫，好好地去尋找解方。因此面對憂鬱症這個人生最大的挑戰，在初期一陣慌亂後，我也很快在腦海中構思如何擬定策略來應對。

素梅陷入憂鬱流沙兩年多能順利康復，我相信跟我們勇敢去面對憂鬱症所做的規畫有關，很多朋友都會好奇地想了解，我們到底是怎麼做到的？

❶制訂每日課程表，安排穩定、規律的活動。

憂鬱症患者失去很多生活的自主能力，每天都會懶懶地窩在一邊。但如果持續下去會惡化，我就設法替素梅排一個課程表，就像學校會有長期的學期日程表，以及短期的每週課表，生活就照表操課、規律化。

素梅剛出院的那半年多時間，因為我還身在內閣，所以課表以她同學幸娟協助的健身房活動為主，加上來家裡幫忙的親家母、素梅的姊妹等人，陪伴的時間交錯進行。

為了兼顧身心活動平衡，我跟素梅商量後，請她每天抄寫《心經》數回，上、下午各做一次核心運動，例如慢跑訓練中的棒式平板。然後把這些功課表貼在冰箱上，請她照表操課。

每天上班出門前，我會提醒她當天課程，下班回家後就先跟她聊聊今天進行的情形，也可大略知道她當天的身心狀況。

週間晚上，如果能抽出空檔，我們就去附近或學校的桌球室打桌球。大約隔週安排一次去高爾夫球場運動，也藉機多走路和曬太陽。

❷多接觸大自然

平常若有充足時間，我會陪素梅到公園散步半小時至一小時。離開內閣後，我跟學校申請一年的休假，除了原本的課程外，在家的後山附近漫步，享受森林浴和呼吸芬多精，成了每天的日課。

❸跨出家門，參與活動

跟素梅每天相處時間變多了些，發現她的身體功能還是緩慢退化。我覺得活動量也許要增加，所以就積極安排一些外出活動，鼓勵素梅回去台博館當志工值勤，安排她加入台大EMBA合唱團活動，出外訪友、參加澎湖花火節等。

素梅當時幾乎不講話，我安排什麼，她就是默默地跟隨。當我開車時，坐在身旁的她會唸路標、招牌。在家時，就唸一些文章，後來也嘗試打開電視，讓她看點短劇，然後請她將劇情講給我聽。

❹尋求心理諮商師的專業協助

儘管在按時服藥以及悉心照顧下，素梅的情況逐漸好轉，但情緒仍低盪。我跟醫師討論並諮詢相關精神科專家的建議後，決定重新替她找尋心理諮商師。很幸運地，第二次跟心理諮商師約談後，素梅就表示信賴，所以每週又加上心理諮商的課表。一開始我會陪著她一起去，後來素梅已不用我陪在身旁了。

從素梅身上，我可以發現病程緩慢的變化，跟著做些微調，看起來是有效的。對於她喜歡的課程，分量稍微加重加多；她不喜歡的課程，則設法調整。

我常說：「人生沒有奇蹟，只有累積。」，雖然每一個憂鬱症患者所需要的照護方式不同，但大方向是類似的。持續不間斷的守護關懷、固定的起居課表，以及守護者平靜穩定的心情，慢慢累積下去，我相信在黑暗的盡頭終能見到曙光。

致謝

走過黑暗彷彿無盡頭的憂鬱流沙過程，受到許多人的協助，如果沒有那些貴人支持的力量，也許我們還在黑暗漩渦裡掙扎，如今回首，如獲重生，更是銘感五內。

良基的感謝

首先要謝謝前台大校長楊泮池協助素梅就醫及提供醫療諮詢，主治醫師廖士程教授的專業治療，以及北醫陳瑞杰董事長醫務協助、台大高淑芬副院長的心理輔導諮詢，加上王秀枝心理師、徐維偵中醫師的費心照顧。

我的機要祕書邱麗玲、吳念霖、特助陳仕誠三人在我擔任科技部長最後半年的苦撐期間，為我保守訊息並扛起許多工作責任，大大舒解了我的壓力。秀禎律師、元春、炳昌兄弟，在我們墜落黑暗深淵的第一時間即刻救援，穩住了我們慌亂的心神。

此外，我台大實驗室的助理和學生們，包括已經畢業的學長姐們，大家彼此分工，在師母康復路上幫了很大的忙。

由徐祥會長領軍的天鷹高球隊，始終默默在活動中陪伴我們。徐祥、振鐘榮與我們從大學同窗至今，相知相惜近五十年，幾乎每週聚會一次，看著素梅一天天消瘦，經常叮嚀我要替她多補一下。龍潭隊賴麗敏、陳其宏、李翠玲、吳俊傑、陳宏宇等球友，很有耐心地陪著球技已經退化到不太打得到球的我們在球場閒話家常，十分貼心。還有圓環羽球隊許芬蘭隊長及隊員們每週陪伴我們練球說話，台大 EMBA 門外社歷屆社長、小燕子、愛莉兒、格格、女王、寶哥、蔣夫人、Penny、Will、古哥、小飛俠院長、追風、山羊、滿天星、茉莉花及所有愛跑者夥伴，經常在團練時一起陪跑，替我們加油打氣。

衷心感謝台大 EMBA 太極拳社及台大 EMBA 羽球社每週團練的加持。

台大 EMBA 登山會、台大 EMBA 曉天下登山隊、台大 EMBA 基金會、台大 EMBA 高爾夫球社、台大 EMBA 台復會團隊成員得知我們的生活出現了狀況後，常常積極邀約出席各種活動，讓素梅有更多與人群接觸的機會。這些來自各方的鼓勵與支持，都是讓她病情愈來愈好、持續前進的動力。

素梅的感謝

謝謝台博館志工團，特別是週四組夥伴們，在我無法導覽也無法正常執勤時，多方的體恤。國中老師范老師和徐老師，在我感到茫然時給予的關心話語，也讓人備感溫暖。

感謝台大 EMBA 合唱團郭宗銘團長、彭孟賢指揮及團員們的包容。尤其是郭團長了解我因生病無法順利發聲的事實後，仍然讓我加入練習，格外暖心。

美麗人聲合唱團王維君老師、許英昌團長與團員們，重溫舊夢合唱團曾惠君老師與團員們，以及台大親子樂團在我逐漸康復的路上，透過歌聲帶來歡笑與正面能量，撫慰了我的心。

超過五十年同窗情誼的幸娟，總是無時無刻堅定地陪伴在我身邊，還有親家母姿儀專程北上支援，讓我度過最危險的時刻。

我和良基的兄弟姊妹們也不斷付出體諒，伸出援手，尤其是二哥台北、雲林兩地奔波了好幾趟，十分辛苦。還好我最後康復了，要不然一直擔任最佳救火員的素芳妹妹，可能會擔心到得憂鬱症了（笑）。

我們最心愛的兩位兒子學中、學平和媳婦乙慈、菁華全家人一路相伴，成為爸媽最堅強的靠山，感謝你們來到我的生命，做我們的孩子，有你們真好。

還有許多我們無法一一列名的貴人們，在我們一路掙扎的旅途中，不吝伸手協助或陪走一程的好朋友們，在此謹致上萬分感激與深深祝福。

CARE 82

牽手就不放手：我們一起穿越憂鬱流沙

作者　王素梅、陳良基
採訪　鄭郁萌
責任編輯　龔穗甄
校對　劉素芬
封面設計　王瓊瑤
內頁排版　江麗姿
內頁繪圖　鄭安安

總編輯　龔穗甄
董事長　趙政岷
出版者　時報文化出版企業股份有限公司
一〇八一九　臺北市和平西路三段二四〇號四樓
發行專線　（〇二）二三〇六六八四二
讀者服務專線　〇八〇〇二三一七〇五・（〇二）二三〇四七一〇三
讀者服務傳真　（〇二）二三〇四六八五八
郵撥　一九三四四七二四　時報文化出版公司
信箱　一〇八九九　臺北華江橋郵局第99信箱
時報悅讀網　www.readingtimes.com.tw
法律顧問　理律法律事務所陳長文律師、李念祖律師
印刷　勁達印刷有限公司
初版一刷　二〇二三年十二月一日
初版十一刷　二〇二四年七月二十五日
定價　新台幣三八〇元

時報文化出版公司成立於一九七五年，
並於一九九九年股票上櫃公開發行，於二〇〇八年脫離中時集團非屬旺中，
以「尊重智慧與創意的文化事業」為信念。

牽手就不放手：我們一起穿越憂鬱流沙 / 王素梅，陳良基著 . -- 初版 . -- 臺北市：時報文化出版企業股份有限公司，2023.12
面；　公分 . -- (Care ; 82)

ISBN 978-626-374-596-4(平裝)
1.CST: 憂鬱症 2.CST: 健康照護

415.985　　112018571

ISBN 978-626-374-596-4
Printed in Taiwan